中国壮医药文库

壮医特色技法操作规范

主　编　潘明甫　黄国东　贺诗寓
副主编　罗远带　农田泉　张安东

广西科学技术出版社

U0397109

图书在版编目（CIP）数据

壮医特色技法操作规范 / 潘明甫，黄国东，贺诗寓
主编 . —南宁：广西科学技术出版社，2022.5（2024.1 重印）
ISBN 978-7-5551-1794-0

Ⅰ.①壮… Ⅱ.①潘… ②黄… ③贺… Ⅲ.①壮族—
民族医学—技术操作规程 Ⅳ.①R291.8-65

中国版本图书馆CIP数据核字（2022）第075331号

壮医特色技法操作规范

潘明甫　黄国东　贺诗寓　主编

策划组稿：罗煜涛
责任编辑：李　媛　梁诗雨　　　　　　责任校对：夏晓雯
装帧设计：韦娇林　　　　　　　　　　责任印制：韦文印

出 版 人：卢培钊　　　　　　　　　　出版发行：广西科学技术出版社
社　　址：广西南宁市东葛路 66 号　　邮政编码：530023
网　　址：http://www.gxkjs.com
印　　刷：北京虎彩文化传播有限公司

开　　本：787mm×1092mm　　1/16
字　　数：122 千字　　　　　　　　　印　　张：8
版　　次：2022 年 5 月第 1 版　　　　印　　次：2024 年 1 月第 2 次印刷
书　　号：ISBN 978-7-5551-1794-0
定　　价：50.00 元

《壮医特色技法操作规范》编委会

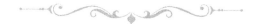

主　　编　　潘明甫　黄国东　贺诗寓

副 主 编　　罗远带　农田泉　张安东

编写人员　（按姓氏笔画排列）

王秋凤　韦进新　韦国彪　卢　敏　朱红梅

刘　莉　许夏懿　苏本兰　巫文岗　李凤珍

杨秀静　杨雪桦　吴　丹　张　莹　张洪瑞

陈海萍　陈超群　林　琴　罗盼盼　周　红

周明钊　钟丽雁　施明华　莫宇凤　唐　静

唐菀羚　黄小薇　黄世威　龚珊鸿　梁　亮

蒋桂江　覃丽萍　温　勇　潘惠萍

参编单位：广西国际壮医医院

支持基金项目

1.广西中医药重点学科（中西医结合临床）建设项目（桂中医药科教发〔2020〕14号）

2.广西医学高层次骨干人才培养"139"计划项目（桂卫科教发〔2020〕15号）

3.广西名中医传承工作室（桂中医药科教发〔2021〕6号）

4.广西岐黄学者培养项目（桂中医药科教发〔2022〕10号）

序　言

　　壮族是我国人口最多的少数民族，壮医药是壮族及其先民在长期与疾病做斗争的实践经验基础上形成的民族医药，具有悠久的历史和丰富的内涵，是我国传统医药的重要组成部分，其中的不少医疗技法具有鲜明的民族性、传统性、地域性特色，具有简、便、廉、验的特点，值得进一步总结提高和推广应用。

　　广西国际壮医医院的潘明甫、黄国东等专家编著的《壮医特色技法操作规范》一书，对18种常用壮医治疗技法进行了系统的归纳整理和总结提高，并融入了作者多年临床实践经验，突出壮医特色技法的规范性，语言通俗易懂，图文并茂，并配套技法操作的视频，可操作性、指导性强，值得向广大医务人员和广大老百姓推广使用。该书即将出版发行，特聊赘数言，仅此为序。

黄汉儒

2022 年 3 月 25 日

　　黄汉儒，壮族，主任医师、教授、博士生导师，全国名中医，全国第五批名老中医药专家学术经验继承指导老师，桂派中医大师。中国民族医药学会原副会长，中国民族医药协会原副会长，广西民族医药协会终身名誉会长，广西民族医药研究院名誉院长，广西国际壮医医院壮医学术首席专家，第八届全国人大代表，享受国务院特殊津贴专家

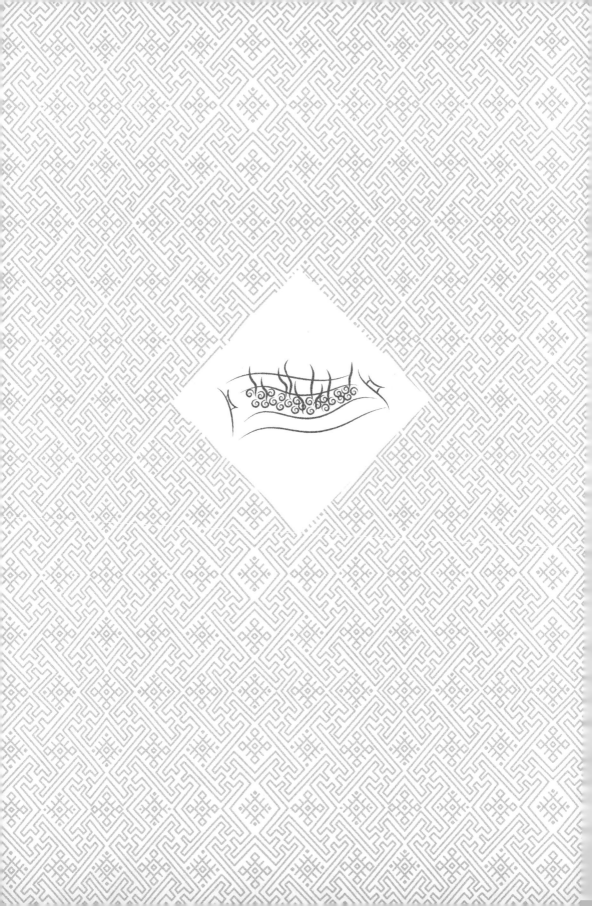

前　言

壮医药是壮族人民在几千年生产生活实践和与疾病做斗争中逐步形成并不断丰富发展起来的民族医药文化，是我国传统医药文化的一大瑰宝。壮医除了草药内服，还拥有多种特色技法。中华人民共和国成立后，经过壮医药专家多年的挖掘、研究和整理，总结出了许多壮医特色技法，其中大部分特色技法至今仍是壮族地区群众防病治病的重要手段之一。随着社会的发展和人民生活水平的提高，各类痛症、睡眠障碍、中风、眩晕、风湿病等常见病、多发病，通过壮医特色技法进行治疗，效果显著，得到了越来越多患者的认可。近年来，广西壮医药事业取得快速发展，在自治区各级党委、政府的高度重视下，广西国际壮医医院于2016年成立，为广西首家综合性现代化、国际化的三级甲等民族医院。壮医专科医院的成立，促进了壮医特色技法的发展运用，其中部分技法于2020年纳入医保支付范围。随着壮医药事业的蓬勃发展，壮医特色技法治疗需求不断增加，与此同时，对特色技法应用的规范性、准确性和安全性也提出了更高的要求，熟练和正确操作每种技法，可以为壮医医疗工作者的临床治疗增加一把利器。近年来编写的壮医药书籍大多集中于药物使用、内服治疗等方面，对壮医特色技法操作规范性研究较少，缺乏系统的归纳整理。因此，迫切需要一本满足临床实际需要的规范性的指导手册，帮助学习者和使用者系统地掌握相关知识，安全、正确地使用壮医特色技法。

在广西国际壮医医院领导的大力支持下，相关人员编撰了《壮医特色技法操作规范》一书。本书结合作者多年来的临床经验和工作研究成果，在参考相关文献的基础上，完整、系统、真实、规范地阐述常用壮医特色技法在壮医药理论指导下的临床操作，图文并茂，且内含视频，突出"临床"和"规范性"，易于学习，十分切合临床工作的需要，适合壮医药临床工作人员使用，也适于普通读者认识和了解壮医特色技法。期望本书的出版，能为壮医药工作者提供有益的临床指导和借鉴，促进壮医特色技法的推广使用，推动壮医药事业的发展，使传统医药更好地服务于患者、服务于社会。

在此，对关心和支持本书编撰的领导、专家表示诚挚的感谢。

由于时间仓促、编者的水平有限，书中难免存在不足之处，恳请广大同仁和读者予以理解和批评指正，我们将在今后的临床工作中不断总结、求证、研究和改进。相信经过广大壮医药工作者的不懈努力和辛勤付出，壮医特色技法必定会不断完善，在临床治疗中大放光彩。

编　者

目 录

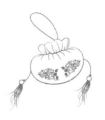

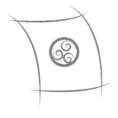

壮医药线点灸疗法

壮医药线点灸疗法是以壮药泡制的苎麻线点燃后，直接灼灸患者体表的一定穴位或部位，以预防和治疗疾病的一种方法。

一、主要功效

祛风、湿、痧、瘴、寒、痰等毒，通调三道两路、调节气血平衡、补虚强体。

二、适应证

内科、外科、妇科、儿科、五官科、皮肤科等常见病、多发病均可使用本疗法治疗，常见适应证有喯呗啷（带状疱疹、带状疱疹后遗神经痛）、能啥能累（瘙痒、湿疹）、发得（发热）、贫痧（感冒、上呼吸道感染）、喯佛（肿块）、喯尹（疼痛）、发旺（痹病）、麻抹（麻木）、巧尹（头痛）等。

三、禁忌证

1.严重心脑血管疾病患者、血糖控制不佳患者、精神病患者及身体极度消瘦虚弱患者等禁用。

2.眼球、男性外生殖器龟头部和女性小阴唇部禁用。

3.黑痣慎用。

4.过度疲劳、过度饥饿、过度饱或精神高度紧张的患者禁用。

5.孕妇禁用。

四、操作前准备

1.环境要求。治疗室内清洁，安静，光线充足，温度适宜，避免患者吹风受凉。

2.用物准备。

（1）药线（苎麻线，大号直径约 1 mm、中号直径约 0.7 mm、小号直径约 0.25 mm）（图 1-1）。

（2）生理盐水、消毒棉签、一次性无菌手套、酒精灯、打火机、镊子、剪刀等（图 1-2）。

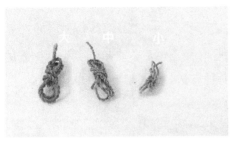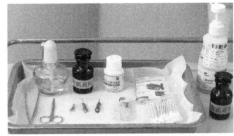

图 1-1　药线分类　　　　　　　　图 1-2　其他用物准备

3. 操作前护理。核对患者信息及治疗方案等，向患者说明治疗的意义和注意事项，并取得患者的同意；对患者进行精神安慰与鼓励，消除患者的紧张、恐惧情绪，使患者能积极主动配合操作。

五、操作步骤

1. 体位选择。根据病情确定体位，常取坐位、俯卧位、仰卧位、侧卧位等，以患者舒适及便于施术者操作为宜，避免用强迫体位。

扫描二维码，观看配套视频

2. 部位选择。根据病证选取对应的治疗部位。取穴原则："寒手热背肿在梅，瘰肌痛沿麻络央，唯有痒疾抓长子，各疾施灸不离乡。"

3. 洗手，戴医用外科口罩、医用帽子，非常规手法施术者需戴一次性无菌手套。

4. 清洁。用生理盐水清洁要施灸的皮肤。

5. 施术流程。

（1）取线。用镊子从药液中取出药线。

（2）整线。将松散的药线搓紧、拉直（图 1-3）。

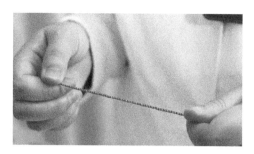

图1-3 整线

（3）持线。

①常规手法：右手食指和拇指指尖相对，持药线的一端，线头露出1～2 cm；药线另一端卷入掌心（图1-4）。

②非常规手法：像针刺持针一样的方法持药线的一端，线头露出2～5 cm；药线另一端卷入掌心（图1-5）。

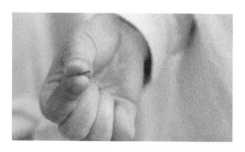

图1-4 常规手法

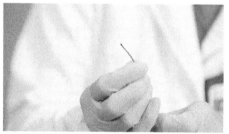

图1-5 非常规手法

（4）点火。将露出的线端在酒精灯火上点燃（图1-6），使线头有圆珠状炭火星（简称"珠火"）（图1-7）。

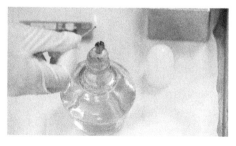

图1-6 点火

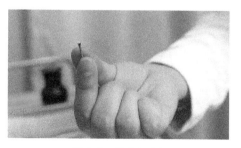

图1-7 线头有珠火

（5）施灸。

①常规手法。将药线的炭火星线端对准穴位或者治疗部位，顺应手腕和拇指的屈曲动作，用拇指指腹迅速将珠火的线头直接点按在穴位或者治疗部位上（图1-8）。一按珠火灭即起为1壮。

②非常规手法。将线端珠火直接刺灸在穴位或者治疗部位，无拇指点按动作（图1-9）。一珠火灭即起为1壮。

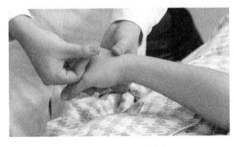
图1-8　常规手法施灸

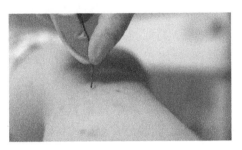
图1-9　非常规手法施灸

6. 整理患者衣物及操作物品。

7. 交代患者治疗后注意事项。

8. 洗手并记录治疗情况。

六、疗程

一般每穴（莲花、葵花穴等除外）点灸1～3壮。急性病一般疗程较短，每天灸1次，5～7天为1个疗程；慢性病疗程较长，可每隔2～3天灸1次，15～20天为1疗程。

七、注意事项

1. 患者过度疲劳、过度饥饿、过度饱或精神高度紧张时不能操作。暴露治疗部位时，应注意保护患者隐私及为其保暖。

2. 一般情况下应用常规手法进行点灸治疗，但点灸口腔部位，局部有破溃、渗液，或传染性皮肤病患者，施术者必须带一次性无菌手套；使用非常规操作手法，不可直接接触患处，避免交叉感染。

3. 注意手法轻重。施灸时，珠火接触穴位时间短，点灸壮数少者为轻手法，适用于面部穴位及未成年人；珠火接触穴位或治疗部位时间较长，点灸壮数较多者为重手法，适用于癣类疾病、足底穴位或急救时；珠火接触穴位的时间及点灸的壮数介于轻手法和重手法之间为中手法，适用于一般疾病。

4. 点火时，如有火苗应轻柔抖灭，不可用嘴巴吹灭。

5. 药线点燃以后，只有珠火适用，以线端火星最旺时为点灸良机，以在点灸部位留下药线白色炭灰效果最佳。

6. 点灸外眼区及面部靠近眼睛的穴位时，嘱患者闭目，避免火花飘入眼内引起烧伤。

7. 施灸过程中随时观察局部皮肤及病情，并随时询问患者对点灸的耐受程度。

8. 操作后交代患者局部会出现浅表的灼伤痕迹，停止点灸1～2周左右可自行消失。若施灸部位有瘙痒或轻度灼伤，属正常现象。避免用手抓破，以免引起感染；若不小心抓破，注意保持清洁，或用碘伏消毒。

9. 治疗后在饮食上应注意忌口（如皮肤病，在点灸治疗期间忌食牛肉、公鸡肉、鲤鱼等发物），以清淡饮食为主。

八、意外情况及处理

1. 晕灸。如患者在点灸过程中出现气短、面色苍白、出冷汗等晕灸现象，应立即停止操作，让患者头低位平卧并服少量糖水。

2. 烫伤、起水疱。如烫伤，用生理盐水清洁创面及浸润无菌纱布湿敷创面，直至疼痛明显减轻或者消失后，外涂烧伤膏。如起小水疱，皮肤可自行吸收，注意保持局部干燥及水疱皮肤的完整性即可。

【附注】

壮医药线备制

1. 材料制作。将苎麻浸水湿润，搓成大、中、小三种规格的苎麻线，大号直径约1 mm、中号直径约0.7 mm、小号直径约0.25 mm。将搓好的苎麻线泡在草木灰水中10天进行脱脂处理，也可以用纯碱代替草木灰。如果急用，可用5%纯碱水煮苎麻线1小时即可达到脱脂的目的。取出用清水洗净晒干。

2. 药液制作（参考）。先将藤当归（勾当归）50 g、肿节风（卡隆）50 g、飞龙掌血 50 g、过江龙 50 g 等壮药，加入 45 度米酒同浸泡于瓶内，再将苎麻线浸入以上药液中，瓶口密封浸泡。

壮医药线点灸疗法流程图

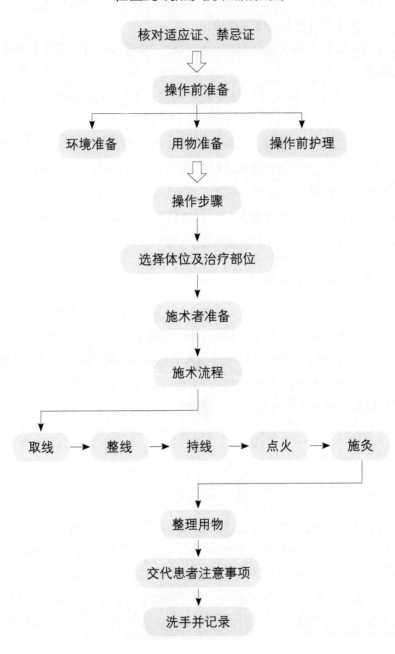

核对适应证、禁忌证

↓

操作前准备

环境准备　　用物准备　　操作前护理

↓

操作步骤

↓

选择体位及治疗部位

↓

施术者准备

↓

施术流程

取线 → 整线 → 持线 → 点火 → 施灸

↓

整理用物

↓

交代患者注意事项

↓

洗手并记录

壮医神龙灸疗法

壮医神龙灸疗法是通过在人体背部或胸腹部施灸，利用姜渣及艾绒的辛散温通之力，以预防和治疗疾病的一种方法。

一、主要功效

祛风、湿、寒、痰、瘀等毒，止痛，补虚，通调三道两路、调节气血平衡。

二、适应证

内科、外科、妇科、五官科、皮肤科等常见病、多发病均可使用本疗法治疗。常见适应证有楞涩（鼻炎）、得凉（感冒）、奔埃（咳嗽）、奔墨（气喘）、年闹诺（失眠）、麻邦（中风）、令扎（强直性脊柱炎）、发旺（痹病、风湿病、关节痛）、核嘎尹（腰腿痛）、活邀尹（颈椎病）、旁巴尹（肩周炎）、麻抹（麻木）、甭裆呷（半身不遂）、兰奔（头晕）、嘀呗啷（带状疱疹、带状疱疹后遗神经痛）、腊胴尹（腹痛）、京尹（痛经）、约京乱（月经不调）、卟很裆（不孕）、巧尹（头痛）、勒爷屙细（小儿泄泻）、嘞内嘘内（虚劳）等。

三、禁忌证

1. 辨证为阳证患者禁用。

2. 发热（体温 ≥ 37.3 ℃）、脉搏 ≥ 90 次 / 分患者禁用。

3. 开放性创口或感染性病灶患者禁用。

4. 过度疲劳、过度饥饿、过度饱或精神高度紧张的患者禁用。

5. 严重心脑血管疾病患者、血糖控制不佳患者、精神病患者或身体极度消瘦虚弱患者等禁用。

6. 孕妇禁用。

四、操作前准备

1. 环境要求。治疗室内通风良好，清洁，安静，光线充足，温度适宜，避免患者吹风受凉。

2. 用物准备。姜渣（图2-1），艾绒（图2-2），桑皮纸、灸器（图2-3），95%酒精、95%酒精棉球、喷壶、酒精灯、打火机、止血钳、治疗单、毛巾、纱布、压板、一次性无菌手套等（图2-4）。

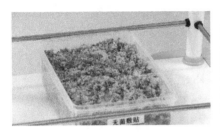

图2-1　姜渣

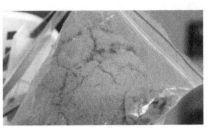

图2-2　艾绒

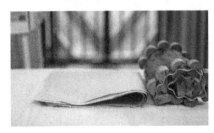

图2-3　桑皮纸及灸器

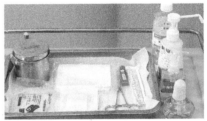

图2-4　其他物品

3. 操作前护理。核对患者信息及治疗方案等，向患者说明治疗的意义和注意事项，并取得患者的同意；对患者进行精神安慰与鼓励，消除患者的紧张、恐惧情绪，使患者能积极主动地配合操作。

五、操作步骤

1. 体位选择。根据病情确定体位，常取俯卧位、仰卧位等，以患者舒适及便于施术者操作为宜，避免用强迫体位。

扫描二维码，观看配套视频

2. 部位选择。取背廊穴（包括龙脊穴、夹脊穴）或脐行线。

3. 洗手，戴医用外科口罩、医用帽子及一次性无菌手套。

4. 施术流程。

（1）放灸器。再次评估施灸部位皮肤情况，将桑皮纸铺在患者施灸部位

（图 2-5），再将灸器放在桑皮纸上（图 2-6）。

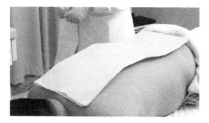

图 2-5　铺桑皮纸

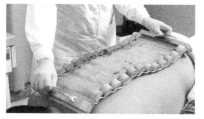

图 2-6　放灸器

（2）铺姜渣。戴手套，将姜渣放在手中压实后放入灸器，铺满，厚 2 ～ 3 cm（图 2-7）。

（3）铺艾绒。将厚 1 ～ 2 cm 的艾绒放在手中压成扁平状后铺在姜渣上（图 2-8）。

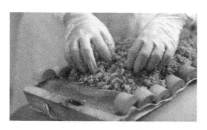

图 2-7　铺姜渣

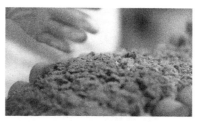

图 2-8　铺艾绒

（4）燃艾绒。用喷壶将 95% 酒精均匀喷洒在艾绒上（图 2-9），点燃艾绒使药力迅速通达龙脊，此为 1 壮。待第 1 壮艾绒燃烧至大部分焦黑后，另取艾绒放在手中压成扁平状后铺撒在第 1 壮艾绒上，用 95% 酒精棉球点火沿龙脊自上而下点燃艾绒（图 2-10），每次可灸 2 ～ 5 壮，以患者自觉施灸部位温煦发热为宜。

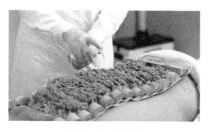

图 2-9　喷酒精

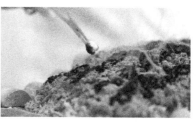

图 2-10　点艾绒

（5）观察。随时询问患者耐热感受。如患者诉温度过高，可将压舌板插入灸器下平行滑动，帮助隔热及散热（图2-11）；或短暂轻抬灸器，观察患者皮肤情况。

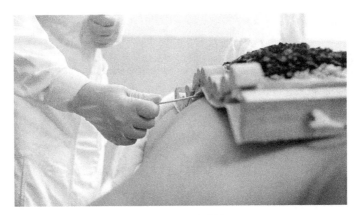

图 2-11　隔热散热

（6）灸毕。确认艾绒燃烧完毕，撤除灸器（图2-12）并抬至治疗车下层，桑皮纸放入医疗垃圾桶。检查患者皮肤，用纱布轻擦拭施灸部位的水迹后，立即给患者覆盖被子予以保暖。

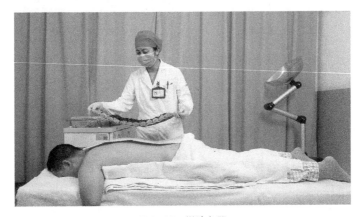

图 2-12　撤除灸器

5. 整理患者衣物及操作物品。

6. 交代患者治疗后注意事项。

7. 洗手并记录治疗情况。

六、疗程

3～7 天灸 1 次，3～5 次为 1 个疗程。

七、注意事项

1. 患者过度疲劳、过度饥饿、过度饱或精神高度紧张时不能操作。暴露治疗部位时，应注意保护患者隐私及为其保暖。

2. 灸后注意观察皮肤情况，施灸后皮肤出现微红灼热或轻微瘙痒，属正常现象，无须处理。

3. 治疗后 6 小时内不宜洗澡，注意保暖，避免吹风着凉。

4. 治疗当天避免过量运动，忌食寒凉、热性及酸辣刺激、肥甘厚味、鱼腥等食物。

八、意外情况及处理

1. 晕灸。如患者在点灸过程中出现气短、面色苍白、出冷汗等晕灸现象，应立即停止操作，让患者头低位平卧，亦可加服少量糖水；若严重昏迷，应立即行急救处理。

2. 烫伤、起水疱。如烫伤，用生理盐水清洁创面及浸润无菌纱布湿敷创面直至疼痛明显减轻或者消失，外涂烧伤膏。如起小水疱，皮肤可自行吸收，保持局部干燥及水疱皮肤的完整性即可；如水疱较大，可用无菌针头将水疱戳破，放出疱内渗液，每日用碘伏消毒，外涂烧伤膏，保持局部干燥及清洁，预防感染。

【附注】

壮医神龙灸疗法流程图

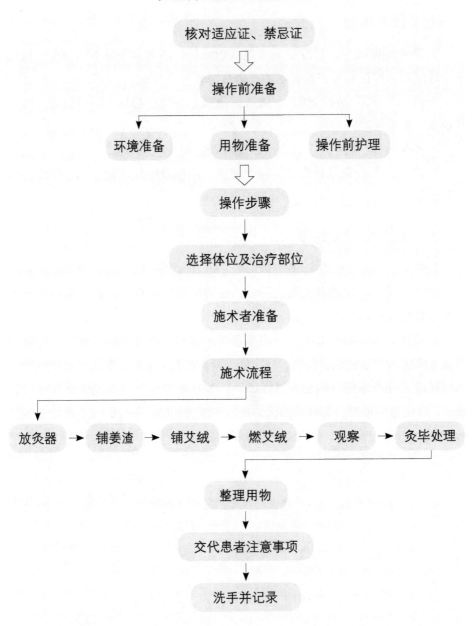

核对适应证、禁忌证

操作前准备

环境准备　　用物准备　　操作前护理

操作步骤

选择体位及治疗部位

施术者准备

施术流程

放灸器 → 铺姜渣 → 铺艾绒 → 燃艾绒 → 观察 → 灸毕处理

整理用物

交代患者注意事项

洗手并记录

壮医针刺疗法

壮医针刺疗法是以壮医理论和壮医临床思维方法为指导，在人体一定的穴位或部位上运用针具针刺，疏通三道两路、调节气血平衡、恢复脏腑功能，以预防和治疗疾病的一种方法。

一、主要功效

祛风、湿、痧、瘴、寒、热、痰等毒，散结，通痹，消肿，活血，通络，止痛，通调三道两路、调节气血平衡，促进人体自愈。

二、适应证

内科、外科、妇产科、男科、儿科、皮肤科、五官科等常见病、多发病及疑难杂症均可使用本疗法治疗。常见适应证有发旺(痹病、风湿病、关节痛)、年闹诺（失眠）、核嘎尹（腰腿痛）、活邀尹（颈椎病）、旁巴尹（肩周炎）、麻邦（中风）、甭裆呷（半身不遂）、麻抹（麻木）、兰奔（头晕）、巧尹（头痛）、嘻呗嘟（带状疱疹、带状疱疹后遗神经痛）、腊胴尹（腹痛）、京尹（痛经）、约京乱（月经不调）、卟很裆（不孕）、楞涩（鼻炎）、奔鹿（呕吐）、腊胴尹（腹痛）、能啥能累（瘙痒、湿疹）等。

三、禁忌证

1. 孕妇慎用，孕期亦禁刺手十甲穴等一些具有通龙路、火路作用的穴位。
2. 小儿囟门未闭合时，头顶部的穴位不宜针刺。
3. 皮肤有感染、溃疡、疤痕或肿瘤的部位禁用。
4. 凝血功能障碍者禁用。
5. 过度疲劳、过度饥饿、过度饱或精神高度紧张的患者禁用。

四、操作前准备

1.环境要求。治疗室内清洁，安静，光线充足，温度适宜，避免患者吹风受凉。

2.用物准备。各种型号的一次性毫针（管针）、复合碘皮肤消毒液、棉签、弯盘、大浴巾、脉枕、一次性利器盒等（图3-1）。

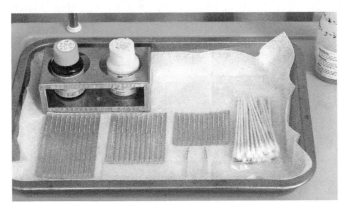

图3-1 用物准备

注意，选择针具应根据患者的性别、年龄、胖瘦、体质、病情、病灶选定穴位，选取长短、粗细适宜的针具。《灵枢·官针》指出："九针之宜，各有所为，长短大小，各有所施也。"男性及体壮、形胖且病位较深者，可选取稍粗、稍长的毫针，如直径超过0.3 mm、长2～3寸的针具；女性及体弱、形瘦而病位较浅者，则应选用较短、较细的针具，如直径0.20～0.25 mm、长1～2寸的针具。

3.操作前护理。核对患者信息及治疗方案等，向患者说明治疗的意义和注意事项，并取得患者的同意；对患者进行精神安慰与鼓励，消除患者的紧张、恐惧情绪，使患者能积极主动配合操作。

五、操作步骤

1.体位选择。根据病情确定体位，常取坐位、俯卧位、仰卧位或侧卧位等，以患者舒适及便于施术者操作为宜，避免用强迫体位。

扫描二维码，
观看配套视频

2.部位选择。经过壮医望、闻、按、探、诊五诊合参后，根据患者病情轻重缓急和症状确定施针穴位。

3.洗手，戴医用外科口罩、医用帽子。

4.消毒。

（1）部位消毒。用复合碘皮肤消毒液消毒皮肤（由内向外环消毒，直径大于5 cm）。

（2）施术者消毒。施针前先用酒精棉球或棉签消毒持针的手指（图3-2）。

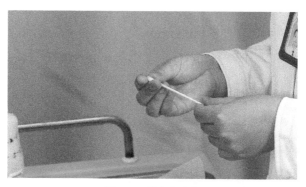

图3-2　施术者消毒

5.施术流程。

壮医针刺疗法根据患者的体质、症状和体征分为补法、泻法和平补平泻法。此外，还有壮医特定穴针法——脐环穴针法。

（1）补法。

①进针。a.根据腧穴深浅和患者体型选择合适的毫针。b.嘱患者做腹式呼吸运动。c.执针，将毫针对准穴位，并趁患者吐气时将针刺入穴位至适宜深度（图3-3）。

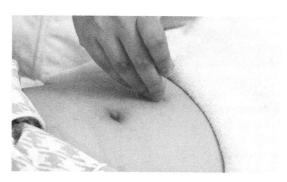

图3-3　进针

具体的进针深度除根据穴位的部位特点来决定外，临床上还需灵活掌握。如形体瘦弱者宜浅刺，形体肥胖者、青壮年、身体强壮者宜深刺；年老者、体弱者、小儿宜浅刺；阳证、初病者宜浅刺，阴证、久病者宜深刺；头面部、胸背部及肌肉薄处宜浅刺，四肢、臀部、腹部及肌肉丰厚处宜深刺；手指足趾、掌跖部宜浅刺，肘臂、腿膝处宜深刺；等等。针刺的角度和深度有关，一般来说，深刺多用直刺，浅刺多用斜刺和平刺。对颈项后正中、大动脉附近、眼区、胸背部的穴位，尤其要掌握斜刺深度、方向和角度，以免损伤。（泻法、平补平泻法进针深度原则同补法的）

　　②留针候气。进针完毕后，可留针候气（图3-4），待"气至"后再行运针吐纳补法治疗手法。壮医以三道两路为传导和调节系统，判定"气至"与否，不以酸、麻、胀为标准，而是以针体是否自行摆动、针感下坠、针口皮肤高起或陷落（或红晕）为标准，只要出现其中一项即可视为"气至"，可以进行吐纳补泻治疗手法。一般情况，留针时间为20～40分钟以候气。

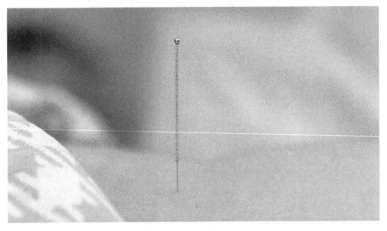

图3-4　留针候气

　　③运针吐纳施补。按三气同步理论，施术者将针提起少许，再迅速插下，连续9次（奇数，由施术者灵活掌握），然后嘱患者做腹式吐纳运动，连续3次（奇数，由施术者灵活掌握）。上述过程即为给该穴位施补1次。每位患者需要在哪些穴位进行施补，每个穴位施补几次，视病情而定。若行提插时患者诉疼痛，立即改轻微捻转（图3-5）替代提插。施补的目的是调节天、地、人三气同步，针感并不是首要的，必须尽量避免疼痛。

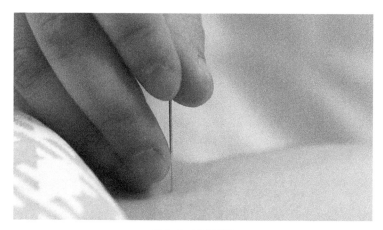

图3-5 捻转手法

④出针。嘱患者做腹式吐纳运动，趁患者纳气时将针缓慢拔出。出针后立即用消毒棉签按压针孔，并轻轻揉按几次，防止气血外泄及出血。

（2）泻法。

①进针。a.根据腧穴深浅和患者体型选择合适的毫针。b.嘱患者做腹式吐纳运动。c.执针，将毫针对准穴位，并趁患者吐气时将针刺入穴位至适宜深度。具体的进针深度原则同补法。

②留针候气。进针完毕后，待"气至"后再行运针吐纳泻法治疗手法。一般情况，留针时间为20分钟，还可以依据病情需要，延长至30～50分钟。

③运针吐纳施泻。按三气同步理论，施术者将针提起少许后迅速插下（图3-6），连续6次（偶数，由施术者灵活掌握），然后嘱患者做腹式吐纳运动，连续4次（偶数，由施术者灵活掌握），上述过程即为给该穴位施泻1次。每位患者需要在哪些穴位进行施泻，每穴施泻几次，视病情而定。若行提插时患者诉疼痛，立即改轻微捻转替代提插。施泻的目的是调节三气同步，针感并不是首要，必须尽量避免疼痛。

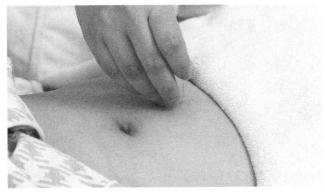

图 3-6　提插手法

④出针。嘱患者做腹式吐纳运动，趁患者吐气时将针缓慢拔出。出针后立即用消毒棉签按压针孔，并轻轻揉按几次，防止气血外泄及出血。

（3）平补平泻法。

①进针。a. 根据腧穴深浅和患者体型选择合适的毫针。b. 嘱患者做腹式呼吸运动。c. 执针，将毫针对准穴位，并趁患者吐气时将针刺入穴位至适宜深度。具体的进针深度原则同补法。

②留针候气。进针完毕后，一般情况，留针时间为 20 分钟，还可以依据病情需要，延长至 30 ～ 50 分钟，中间无须提插或捻转。

③出针。嘱患者做腹式吐纳运动，趁患者吐气或纳气时将针缓慢拔出（图 3-7）。出针后立即用消毒棉签按压针孔，并轻轻揉按几次，防止气血外泄及出血。

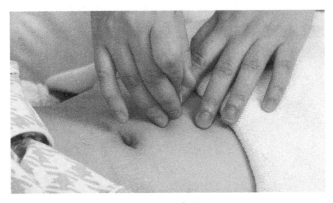

图 3-7　出针

（4）壮医特定穴针法——脐环穴针法。

①选针。使用 0.25 mm × 25.00 mm 的一次性无菌毫针（1 寸管针）。

②取穴。以脐窝的外侧缘旁开 0.2 寸做一圆环，环线上均为穴位。将脐内环看成一个钟表，以脐中央（神阙穴）为钟表的中心，根据脏腑归属分别在 12 点时位、1 点 30 分时位、3 点时位、4 点 30 分时位、6 点时位、7 点 30 分时位、9 点时位、10 点 30 分时位 8 个点上取穴（图 3-8）。

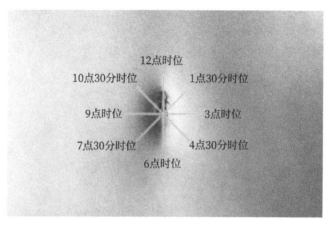

图 3-8　八点取穴

③进针。进针前，嘱患者先做腹式吐纳运动，调整好呼吸，平稳情绪，消除紧张感，然后采用管针无痛进针（图 3-9）。以脐为中心，向外呈 10°角放射状平刺，进针深度约为 0.8 寸（图 3-10）。

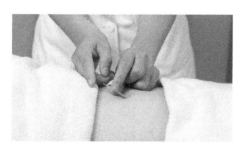

图 3-9　管针进针

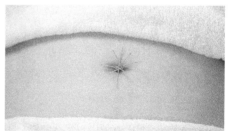

图 3-10　脐环针展示

④调气。进针后嘱患者继续做腹式吐纳运动 3～5 分钟，直至感觉脐部出现温暖感（图 3-11、图 3-12）。其间，如果患者身体的某个部位出现疼痛或其他不适，则提示该处三道两路受阻，需在痛点加刺 1 针。

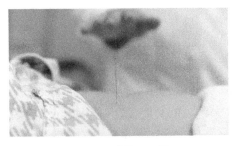

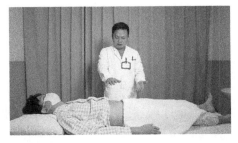

图 3-11　调气——近　　　　　　　　图 3-12　调气——远

⑤出针。嘱患者做腹式吐纳运动，趁患者吐气时将针缓慢拔出。出针后立即用消毒棉签按压针孔，并轻轻揉压几次，防止气血外泄及出血。

6. 施术后处理。检查针数量以防遗漏，用过的针具置于利器盒中做销毁处理。

7. 整理患者衣物及操作物品。

8. 交代患者治疗后注意事项。

9. 洗手并记录治疗情况。

六、疗程

一般情况下留针时间为 20 分钟，还可以依据患者情况进行灵活调整，延长至 30～50 分钟。视各类疾病不同，壮医针刺治疗疗程不同，急性病一般疗程短，通常每天针刺治疗 1 次，5～7 天为 1 个疗程；慢性病则疗程较长，可每天针刺治疗 1 次或隔天治疗 1 次，15～20 天为 1 个疗程。

七、注意事项

1. 向患者耐心解释，说明壮医针刺主张无痛及在享受中治疗，以消除患者的紧张心理，放松心情，配合治疗。

2. 严格执行无菌操作。

3. 不宜取站立位治疗，以防晕针。

4. 准确取穴，正确运用进针方法，掌握好进针的角度和深度。

5. 针刺中应观察患者面色、神情，询问有无不适，了解患者心理、生理感受，如发现病情变化，应立即对症处理。

6. 起针时要核对穴位和针数，以免毫针遗留在患者身上。

八、意外情况及处理

1. 晕针。

（1）症状。轻度晕针，表现为精神疲倦、头晕目眩、恶心欲吐；重度晕针，表现为心慌气短、面色苍白、出冷汗、脉象细弱，甚则神志昏迷、唇甲青紫、血压下降、大小便失禁、脉微欲绝。

（2）处理。立即停止针刺，取出所有留置针，让患者头低位平卧，亦可加服少量糖水；若严重昏迷，立即行急救处理。

2. 滞针。

（1）症状。针刺入穴位内因局部肌肉强烈收缩，或因行针时捻转角度过大、过快或持续单向捻转等，而致肌纤维缠绕针，运针时捻转不动，提插、出针均感困难。若勉强捻转、提插，则患者感到疼痛。

（2）处理。嘱患者不要紧张，使局部肌肉放松，延长留针时间，用循、捏、按、弹等手法，或在滞针附近加针刺，以缓解局部肌肉紧张。如因单向捻针而导致者，需反向将针捻回。

3. 弯针。

（1）症状。针柄改变了进针时刺入的方向和角度，使提插、捻转和出针均感困难，患者感到针处疼痛。

（2）处理。不能再行手法，如针身轻度弯曲，可慢慢将针退出；若弯曲角度过大，应顺着弯曲方向将针退出。因患者体位改变所致者，应嘱患者慢慢恢复原来体位，使局部肌肉放松后再慢慢退针。遇弯针时，切忌强拔针、猛退针。

4. 断针。

（1）症状。针身折断，残端留于患者体内。

（2）处理。嘱患者不要紧张、乱动，以防断针陷入皮肤深层。如残端显露，可用手指或镊子取出；若断端与皮肤相平，可用手指挤压针孔两旁，使断针暴露体外，用镊子取出；如断针完全没入皮内、肌肉内，应在X线下定位，通过手术取出。

5. 创伤性气胸。

（1）症状。患者突感胸闷、胸痛、气短、心悸，严重者呼吸困难、发绀、冷汗、烦躁、恐惧，甚则血压下降，出现休克等危急现象。检查时，肋间隙变宽、外胀，叩诊呈鼓声，听诊肺呼吸音减弱或消失。X线胸透可见肺组织被压缩现象，气管可向健侧移位。有的针刺创伤性轻度气胸者，起针后并不出现症状，而是过了一定时间才慢慢感到胸闷、胸痛、呼吸困难等症状。

（2）处理。一旦发生气胸，应立即起针，并让患者采取半卧位休息，嘱患者不要紧张，切勿恐惧而翻转体位。一般漏气量少者，可自然吸收。施术者要密切观察，随时对症处理，对严重患者须及时组织抢救。

【附注】

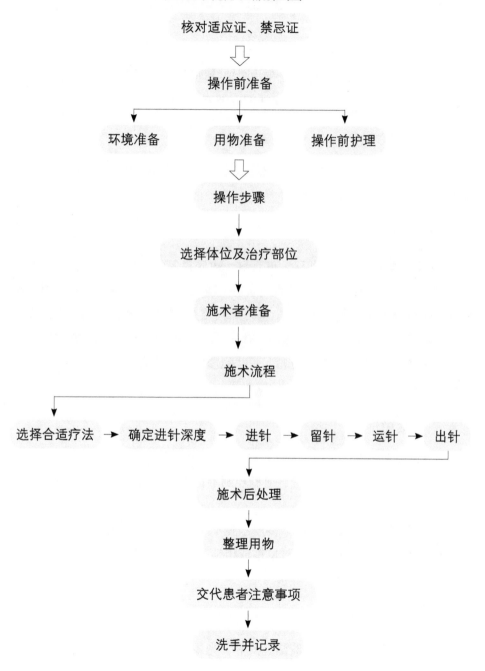

壮医针刺疗法流程图

核对适应证、禁忌证

操作前准备

环境准备　　用物准备　　操作前护理

操作步骤

选择体位及治疗部位

施术者准备

施术流程

选择合适疗法 → 确定进针深度 → 进针 → 留针 → 运针 → 出针

施术后处理

整理用物

交代患者注意事项

洗手并记录

壮医莲花针拔罐逐瘀疗法

壮医莲花针拔罐逐瘀疗法是在壮医独特理论的指导下，运用莲花针叩刺与拔罐结合使用，以预防和治疗疾病的一种方法，属于壮医针刺法的一种。

一、主要功效

祛风、湿、痧、瘴、热、痰、瘀等毒，活血，消肿，散结，通痹，止痛，通调三道两路、调节气血平衡。

二、适应证

内科、外科、妇科、儿科、五官科、皮肤科等常见病、多发病、疑难病均可使用本疗法治疗。常见适应证有贫痧（痧病）、发旺（痹病）、核嘎尹（腰腿痛）、活邀尹（颈椎病）、旁巴尹（肩周炎）、骆芡（骨性关节炎）、隆芡（痛风）、麻抹（麻木）、甭裆呷（半身不遂）、林得叮相（跌打损伤）、年闹诺（失眠）、巧尹（头痛）、嘚呗嘟（带状疱疹、带状疱疹后遗神经痛）、能啥能累（瘙痒、湿疹）、叻仇（痤疮）、泵栾（脱发）等。

三、禁忌证

1. 自发出血性疾病患者、凝血功能障碍者禁用。

2. 严重心脑血管疾病患者、血糖控制不佳患者、精神病患者及身体极度消瘦虚弱患者等禁用。

3. 局部皮肤有破溃、疤痕、高度水肿及浅表大血管处禁用。

4. 过度疲劳、过度饥饿、过度饱或精神高度紧张的患者禁用。

5. 孕妇禁用。

四、操作前准备

1. 环境要求。治疗室内清洁，安静，光线充足，温度适宜，避免患者吹

风受凉。

2.用物准备。一次性莲花针（单头或双头皮肤针）（图4-1）、真空抽气罐（图4-2）、复合碘皮肤消毒液、医用棉签、无菌纱布、镊子、一次性无菌手套、大毛巾、治疗车等。

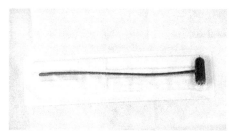 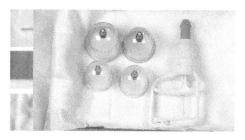

图4-1 单头一次性莲花针　　　　　图4-2 真空抽气罐

3.操作前护理。核对患者信息及治疗方案等,说明治疗的意义和注意事项,并取得患者的同意;对患者进行精神安慰与鼓励,消除患者的紧张、恐惧情绪,使患者能积极主动配合操作。

五、操作步骤

1.体位选择。根据病情确定体位,常取坐位、俯卧位、仰卧位、侧卧位等,以患者舒适及便于施术者操作为宜,避免用强迫体位。

扫描二维码,观看配套视频

2.部位选择。常分为三类:循路,如叩刺依龙路、火路循行路线叩打（图4-3）;循点,如叩刺根据龙路、火路网结穴位的主治病症进行叩刺,常用于各种特定穴位、反应点等（图4-4）;局部,如叩刺取局部病变部位进行围刺、散刺,常用于局部瘀肿疼痛、瘙痒、顽癣等（图4-5）。注意避开浅表大血管。

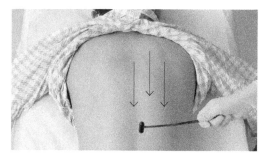

图4-3 循路

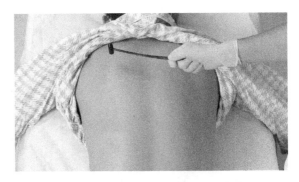

图 4-4 循点

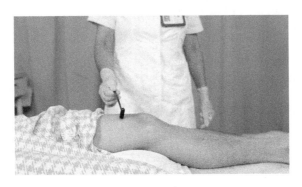

图 4-5 局部

3. 洗手，戴医用外科口罩、医用帽子和一次性无菌手套。

4. 消毒。

（1）针具消毒。选择一次性莲花针。

（2）部位消毒。常规消毒施术部位皮肤，消毒范围直径大于施术部位 5 cm（图 4-6）。

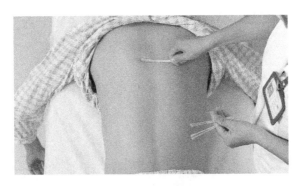

图 4-6 部位消毒

5. 施术流程。

（1）叩刺。右手握莲花针针柄尾部（图4-7），食指在下，拇指在上，针尖对准叩刺部位，用腕力借助针柄弹性将针尖垂直叩打在皮肤上（图4-8、图4-9），反复进行，直至皮肤微微渗血（图4-10）。

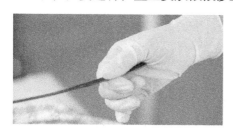

图4-7 持针手法

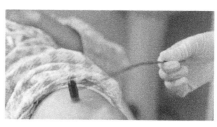

图4-8 叩刺

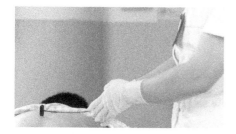

图4-9 叩刺

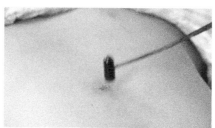

图4-10 皮肤微微渗血

（2）施罐。

①拔罐。叩刺完毕，左手将真空抽气罐扣压在叩刺部位，右手持真空抽气枪连接真空罐气嘴进行抽气（图4-11），使罐内形成负压。抽气次数以患者耐受为度，然后撤枪，盖上大毛巾，留罐10～15分钟。

②起罐。将气罐活塞拔起，然后把罐向一侧倾斜，让空气进入罐内，同时让瘀血流入罐内，慢慢将罐提起，用无菌纱布擦拭所拔部位的瘀血（图4-12），常规消毒治疗部位的皮肤。

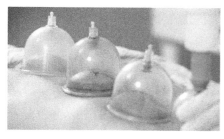

图4-11 抽气

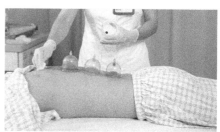

图4-12 擦拭

6. 施术后处理。莲花针一人一针，用后丢入利器盒（图 4-13）。冲洗抽气罐内瘀血，放入含氯消毒液中浸泡，送消毒供应中心统一消毒，防止交叉感染。

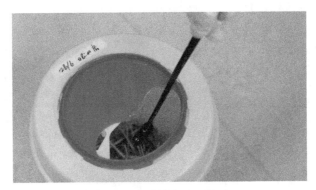

图 4-13　把莲花针丢入利器盒

7. 整理患者衣物及操作物品。

8. 交代患者治疗后注意事项。

9. 洗手并记录治疗情况。

六、疗程

隔天 1 次，10 次为 1 个疗程。

七、注意事项

1. 患者过度疲劳、过度饥饿、过度饱或精神高度紧张时不能操作。暴露治疗部位时，应注意保护患者隐私及为其保暖。

2. 注意检查莲花针针尖，应平齐、无钩、无锈蚀和无缺损。

3. 叩打时，针尖应垂直，避免勾挑。叩刺范围应小于所选的罐号罐口。

4. 根据患者的病情及施术部位选择相应规格的皮肤针。叩刺手法分为轻手法、重手法和中手法三种。轻手法为轻腕力叩刺，以局部皮肤潮红为宜，适用于老弱者、头面部等肌肉浅薄处；重手法以较重腕力敲打叩刺，至局部皮肤隐隐出血为宜，用于壮者、实证及肌肉丰厚处；中手法介于轻手法与重手法之间，以局部皮肤潮红、局部无渗血为宜，适用于一般疾病及多数患者。

5. 治疗过程中随时观察施术部位皮肤及病情，随时询问患者对叩刺及施罐的耐受程度，防止晕针、晕罐。

6. 治疗过程中应遵守无菌操作规则，防止感染。

7. 治疗后避免患者立即起身离开，安排其舒适的体位，并嘱休息 5～10 分钟后方可活动。

8. 施术后交代患者，若施术部位有瘙痒，属正常现象，避免用手抓破，以免引起感染；保持施术部位皮肤清洁干燥，6 小时内不宜淋浴。

9. 治疗后在饮食上应注意忌口，以清淡饮食为主。

八、意外情况及处理

1. 晕针、晕罐。如患者在治疗过程中出现气短、面色苍白、出冷汗等晕针现象，立即让患者头低位平卧，亦可加服少量糖水；若严重昏迷，立即行急救处理。

2. 烫伤、起水疱。如有烫伤，用生理盐水清洁创面及浸润无菌纱布湿敷创面直至疼痛明显减轻或者消失后，外涂烧伤膏。如起小水疱，皮肤可自行吸收，保持局部干燥及水疱皮肤的完整性即可；如水疱较大，可用无菌针头将水疱戳破，放出疱内渗液，每日用碘伏消毒，外涂烧伤膏，保持局部干燥及清洁，预防感染。

【附注】

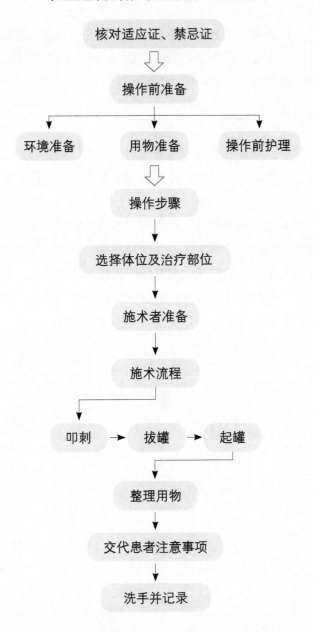

壮医莲花针拔罐逐瘀疗法流程图

核对适应证、禁忌证

⬇

操作前准备

环境准备　　用物准备　　操作前护理

⬇

操作步骤

↓

选择体位及治疗部位

↓

施术者准备

↓

施术流程

↓

叩刺 → 拔罐 → 起罐

↓

整理用物

↓

交代患者注意事项

↓

洗手并记录

壮医刮痧疗法

壮医刮痧疗法是采用边缘光滑的牛角片、羊角片、嫩竹板、瓷片、动物骨、药材等工具，以刮痧油、药酒或凡士林等为介质，在体表部位进行反复刮拭，从而对机体产生良性刺激，以预防和治疗疾病的一种方法。

一、主要功效

祛风、湿、痧、瘴、热、痰、瘀等毒，消肿，散结，通痹，通调三道两路、调节气血平衡。

二、适应证

内科、外科、儿科、皮肤科、五官科等常见病、多发病均可使用本疗法治疗。常见适应证有贫痧（痧病）、发得（发热）、奔唉（咳嗽）、发旺（痹病）、甭巧尹（偏头痛）、巧尹（头痛）、活邀尹（颈椎病）、旁巴尹（肩周炎）、核嘎尹（腰腿痛）、麻抹（麻木）、甭裆呷（半身不遂）、年闹诺（失眠）、林得叮相（跌打损伤）、牙痛、肥胖症等。

三、禁忌证

1. 自发出血性疾病患者、凝血功能障碍者禁用。

2. 严重心脑血管疾病患者、血糖控制不佳患者、精神病患者及身体极度消瘦虚弱患者等禁用。

3. 刮痧部位的皮肤有损伤及病变处禁用。

4. 急性扭伤、创伤的疼痛部位或骨折部位禁用。

5. 孕妇的腹部、腰骶部，妇女的乳头处禁用。

6. 大病初愈、重病、气血亏虚及体型过于消瘦者禁用。

7. 过度疲劳、过渡饥饿、过度饱、精神高度紧张、饮酒后或对刮痧有恐惧者禁用。

四、操作前准备

1. 环境要求。治疗室内清洁，安静，光线充足，温度适宜，避免患者吹风受凉。

2. 用物准备。刮痧板（图5-1）、刮痧油（或药酒、凡士林等）（图5-2）、治疗盘、治疗碗、75%酒精、生理盐水、棉球、方纱、治疗巾、一次性无菌手套等。

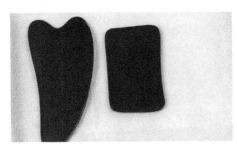

图5-1 刮痧板

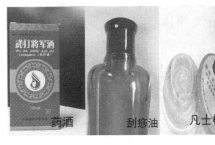

图5-2 刮痧油

3. 操作前护理。核对患者信息及治疗方案等，说明治疗的意义和注意事项，取得患者的同意，并对患者进行精神安慰与鼓励，消除患者的紧张、恐惧情绪，使患者能积极主动配合操作。

五、操作步骤

1. 体位选择。根据病情确定体位，常取坐位、俯卧位、仰卧位、侧卧位等，以患者舒适及便于施术者操作为宜，避免用强迫体位。

扫描二维码，观看配套视频

2. 部位选择。根据病证选取适当的治疗部位。

3. 洗手，戴医用外科口罩、医用帽子和一次性无菌手套。

4. 消毒。

（1）刮具消毒。用75%酒精消毒刮痧板（图5-3）。

（2）部位消毒。用生理盐水蘸棉球或方纱清洁将要刮痧部位的皮肤。

5. 施术流程。

（1）涂擦。将刮痧油（或药酒、凡士林等）倒入治疗碗内（图5-4），用棉球或方纱蘸刮痧油（或药酒、凡士林等）涂擦刮痧部位。

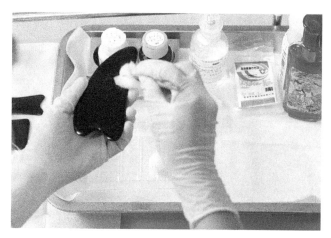

图 5-3　消毒刮痧板

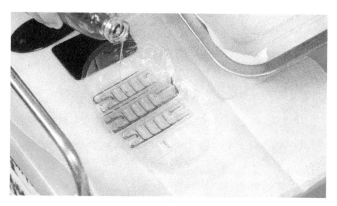

图 5-4　倒置刮痧油

（2）刮痧。施术者手拿刮痧板，刮板厚的一面对手掌（图 5-5），用另一面在患者体表治疗部位反复刮动。整个身躯刮拭原则：从上到下（图 5-6），从前到后，先中间后两边（图 5-7）。刮拭要领：急者先喉，缓者顺受，肌肉骨节，近自远收。刮拭顺序为颈→背→腰→腹→上肢→下肢，从上向下刮拭，胸背部从内向外刮拭。刮痧板与刮拭方向一般保持 45°～ 90°（图 5-8），刮时要沿同一方向刮，力量要均匀，采用腕力。一般每个部位刮 10 ～ 20 次，时间 3 ～ 5 分钟，最长不超过 20 分钟，以皮肤出现紫色痧点为宜（图 5-9）。

6.施术后处理。用纱布清洁皮肤（图5-10）（根据病情需要可在刮痧部位涂擦药酒），洗净刮痧板，用75%酒精消毒刮痧板。

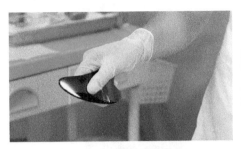

图5-5　抓握刮痧板

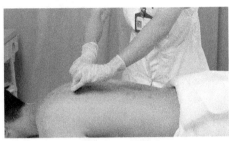

图5-6　从上到下刮

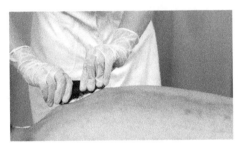

图5-7　先中间后两边刮

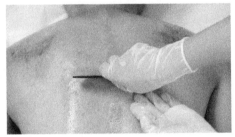

图5-8　刮痧板与刮拭方向保持45°～90°

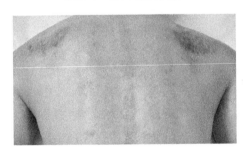

图5-9　紫色痧点

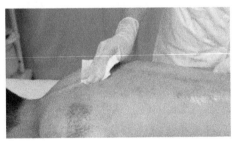

图5-10　清洁皮肤

7.整理患者衣物及操作物品。

8.交代患者治疗后注意事项。

9.洗手并记录治疗情况。

六、疗程

急性病证1～2天1次，慢性病证3～5天1次，5次为1个疗程。

七、注意事项

1.患者过度疲劳、过度饥饿、过度饱、精神高度紧张、饮酒后或对刮痧有恐惧时不能操作。暴露治疗部位时，应注意保护患者隐私及为其保暖。

2.不能干刮，刮痧板必须边缘光滑、没有破损，以免刮伤皮肤。

3.对于部分不出痧或痧点的患者，不可强求出痧或痧点，以患者感到舒适为宜。

4.年轻、体壮、新病、急病的实证患者用重刮，即刮拭按压力大、速度快。正常人保健或虚实兼见证患者用平补平泻法，即刮拭按压力中等、速度适中。刮拭部位要正确，只有根据不同的病证选取相应的穴位刮痧，效果才会显著。

5.前一次刮痧部位的痧斑未退之前，不宜在原处再次进行刮痧。再次刮痧时间需间隔 3 ～ 6 天，以皮肤出痧退为准。

6.治疗过程中随时观察局部皮肤及病情，随时询问患者的耐受程度，防止晕刮。

7.治疗后避免患者立即起身离开，安排其舒适的体位，给患者饮一杯温水，并嘱其休息 15 ～ 20 分钟后方可活动。

8.告知患者，刮痧部位会有疼痛、灼热感，属于正常现象；刮痧部位出现红紫色痧点或瘀斑，数日后方可消失，不必害怕；刮痧后 6 小时内忌洗澡，刮痧部位注意保暖，避免吹风受寒。

9.治疗后在饮食上注意忌口，以清淡饮食为主。

八、意外情况及处理

1.晕刮。如患者治疗过程中出现气短、面色苍白、出冷汗等晕倒现象，立即让患者头低位平卧，亦可加服少量糖水；若严重昏迷，立即行急救处理。

2.刮伤、起水疱。如有刮伤，用生理盐水清洁创面及浸润无菌纱布湿敷创面直至疼痛明显减轻或者消失后，外涂烧伤膏。如局部皮肤起小水疱，皮肤可自行吸收，保持局部干燥及水疱皮肤的完整性即可，预防感染。

【附注】

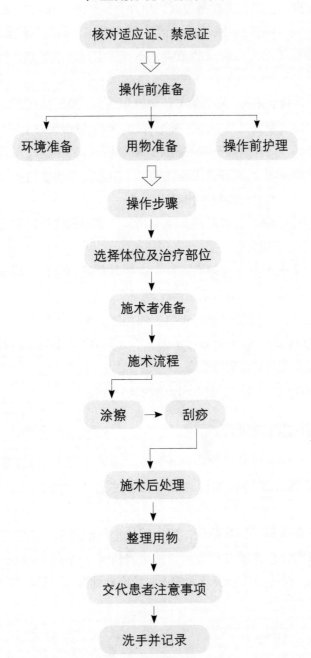

壮医刮痧疗法流程图

核对适应证、禁忌证

操作前准备

环境准备　　　用物准备　　　操作前护理

操作步骤

选择体位及治疗部位

施术者准备

施术流程

涂擦　→　刮痧

施术后处理

整理用物

交代患者注意事项

洗手并记录

壮医烫熨疗法

壮医烫熨疗法是将壮药装入纱布袋后放入煮沸的水中蒸热，趁热将药包直接熨于患处，加以手法反复烫熨，利用其药力和热力，以预防和治疗疾病的一种方法。

一、主要功效

祛风、湿、瘴、寒、痰、瘀等毒，消肿，散结，通痹，止痛，通调三道两路、调节气血平衡。

二、适应证

内科、外科、妇科、儿科、皮肤科等常见病、多发病均可使用本疗法治疗。常见适应证有核嘎尹（腰腿痛）、活邀尹（颈椎病）、旁巴尹（肩周炎）、麻抹（麻木）、林得叮相（跌打损伤）、发旺（风湿病、痹病）、隆芡（痛风）、嘚佛（肿块）、嘚尹（疼痛）、嘚呗嘟（带状疱疹、带状疱疹后遗神经痛）、腊胴尹（腹痛）、京尹（痛经）、约京乱（月经不调）、卟很裆（不孕）、盆腔炎、屙细（泄泻）、北嘻（乳腺炎）等。

三、禁忌证

1. 辨证为阳证患者禁用。

2. 发热（体温≥37.3 ℃）、脉搏≥90次/分患者禁用。

3. 开放性创口或感染性病灶者禁用。

4. 过度疲劳、过度饥饿、过度饱或精神高度紧张的患者禁用。

5. 严重心脑血管疾病患者、血糖控制不佳患者、精神病患者、身体极度消瘦虚弱患者等禁用。

6. 孕妇禁用。

四、操作前准备

1.环境要求。治疗室内清洁，安静，光线充足，温度适宜，避免患者吹风受凉。

2.用物准备。

（1）一次性无菌手套、纱布袋（图6-1）、防烫厚胶手套（图6-2）、消毒毛巾、一次性治疗巾等。

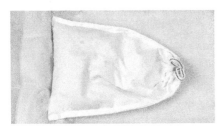 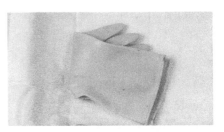

图6-1　纱布袋　　　　　　　　　　图6-2　防烫厚胶手套

（2）药物。根据病情选择相应的已用特制药酒浸泡过的壮药，将其装入纱布袋（图6-3），然后置入煮沸的水中蒸热30分钟（图6-4）。

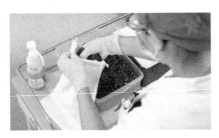 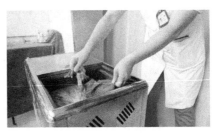

图6-3　装药入袋　　　　　　　　　　图6-4　蒸煮药袋

3.操作前护理。核对患者信息及治疗方案等，说明治疗的意义和注意事项，取得患者的同意，并对患者进行精神安慰与鼓励，消除患者的紧张、恐惧情绪，使患者能积极主动配合操作。

五、操作步骤

1.体位选择。根据病情确定体位，常取坐位、俯卧位、仰卧位、侧卧位等，以患者舒适及便于施术者操作为宜，避免用强迫体位。

扫描二维码，
观看配套视频

2.部位选择。根据病证选取适当的治疗部位。

3. 洗手，戴医用外科口罩、医用帽子和一次性无菌手套，最外层戴防烫厚胶手套。

4. 施术流程。

（1）悬熨。将药熨包悬在治疗部位上方处快速环形移动（图6-5）。

（2）点熨。将药熨包由内向外快速垂直点烫治疗部位（图6-6）。

（3）按熨。将药熨包按压于治疗部位使皮肤接触面积增大（图6-7）。

（4）揉熨。持药熨包用力揉按治疗部位，速度稍慢，力度逐渐加大（图6-8）。

（5）敷熨。将还有余温的药熨包敷在治疗部位，盖上防水垫巾及一次性治疗巾，使药力进一步渗透，保持10～15分钟（图6-9）。

（6）熨毕。用纱布轻拭治疗部位水迹，立即给患者覆盖被子以保暖（图6-10）。

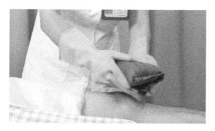

图6-5 悬熨

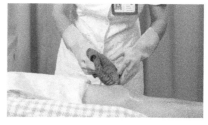

图6-6 点熨

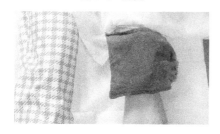

图6-7 按熨

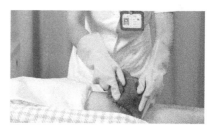

图6-8 揉熨

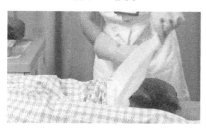

图6-9 敷熨

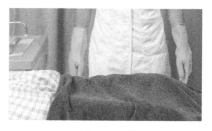

图6-10 熨毕

5. 整理患者衣物及操作物品。

6. 交代患者治疗后注意事项。

7. 洗手并记录治疗情况。

六、疗程

每次每个部位 20～30 分钟，一般每天 1 次，5～15 天为 1 个疗程。

七、注意事项

1. 患者过度疲劳、过度饥饿、过度饱或精神高度紧张时不能操作。暴露治疗部位时，应注意保护患者隐私及为其保暖。

2. 治疗过程中随时观察局部皮肤及病情，随时询问患者耐受程度。

3. 皮肤轻微发红为正常现象，如有疼痛、起水疱要及时告知医护人员予以处理。

4. 烫熨后 6 小时内不得洗澡，不吹冷风，注意保暖。

5. 忌食寒性、热性、酸辣刺激食物。

八、意外情况及处理

如有烫伤，用生理盐水清洁创面及浸润无菌纱布湿敷创面直至疼痛明显减轻或者消失后，外涂烧伤膏。如起小水疱，皮肤可自行吸收，保持局部干燥及水疱皮肤的完整性即可；如水疱较大，可用无菌针头将水疱戳破，放出疱内渗液，每日用碘伏消毒，外涂烧伤膏，保持局部干燥及清洁，预防感染。

【附注】

烫熨壮医方（参考）

将柑果叶 100 g、大罗伞 100 g、两面针 50 g、五色花 50 g、土荆芥 50 g、柚子叶 50 g 等壮药用 45 度米酒浸泡，放在缸内密封泡制。

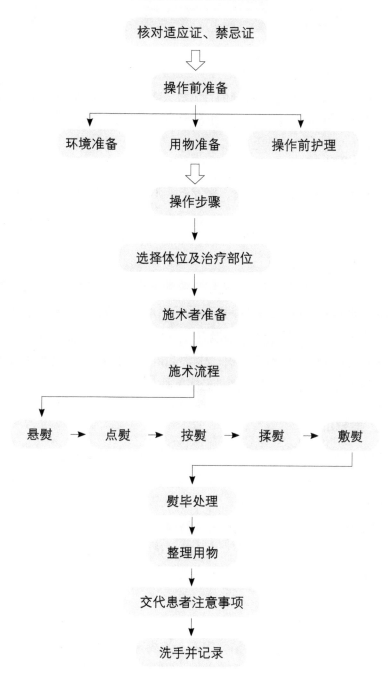

壮医烫熨疗法流程图

核对适应证、禁忌证

⬇

操作前准备

环境准备　　用物准备　　操作前护理

⬇

操作步骤

选择体位及治疗部位

施术者准备

施术流程

悬熨 → 点熨 → 按熨 → 揉熨 → 敷熨

熨毕处理

整理用物

交代患者注意事项

洗手并记录

壮医药物竹罐疗法

壮医药物竹罐疗法是将特制的竹罐放入煮沸的壮药药液中加热，再将竹罐趁热吸附于患者治疗部位上，以预防和治疗疾病的一种方法。

一、主要功效

祛风、湿、痧、瘴、寒、痰、瘀等毒，消肿，散结，通痹，止痛，通调三道两路、调节气血平衡。

二、适应证

内科、外科、妇科、儿科、皮肤科等常见病、多发病均可使用本疗法治疗，主要用于寒毒、瘀毒所致的病证。常见适应证有发旺（风湿病、痹病）、贫痧（痧病）、核尹（腰痛）、活邀尹（颈椎病）、麻抹（麻木）、麻邦（半身不遂）、骆扔（骨折）愈后瘀积、林得叮相（跌打损伤）、巧尹（头痛）、嗦呗嘟（带状疱疹、带状疱疹后遗神经痛）等。

三、禁忌证

1. 自发出血性疾病患者、有出血倾向或凝血功能障碍者禁用。

2. 严重心脑血管疾病患者、血糖控制不佳患者、精神病患者、身体极度虚弱及消瘦皮肤没有弹性者禁用。

3. 过度疲劳、过度饥饿、过度饱或精神高度紧张的患者禁用。

4. 局部皮肤有破溃、疤痕、高度水肿及体表大血管处禁用。

5. 孕妇禁用。

四、操作前准备

1. 环境要求。治疗室内清洁，安静，光线充足，温度适宜，避免患者吹风受凉。

2.用物准备。

（1）竹罐（图7-1）、电磁炉、不锈钢锅（图7-2）或其他锅具、消毒毛巾、长镊子（图7-3）、一次性注射针头、一次性无菌手套、复合碘皮肤消毒液、医用棉签、无菌纱布、医用干棉球等。

（2）药物。根据病证选择相应的壮药。

（3）药液。将药物装入布袋（图7-4），加水浸泡至少30分钟，然后放入锅具内加热煮沸用于浸煮竹罐（图7-5）。

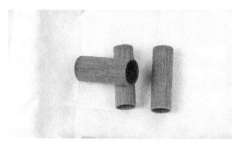

图7-1 竹罐

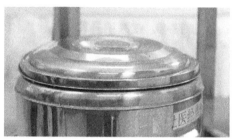

图7-2 不锈钢锅

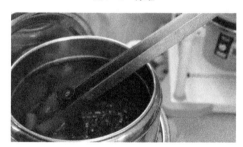

图7-3 长镊子

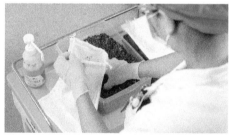

图7-4 装药

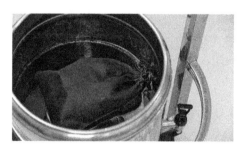

图7-5 放药袋

3.操作前护理。核对患者信息及治疗方案等，说明治疗的意义和注意事项，取得患者的同意，并对患者进行精神安慰与鼓励，消除患者的紧张、恐惧情绪，使患者能积极主动配合操作。

五、操作步骤

1.体位选择。根据病情确定体位，常取坐位、俯卧位、仰卧位、侧卧位等，以患者舒适及便于施术者操作为宜，避免用强迫体位。

2.部位选择。根据病证选取适当的治疗部位或穴位，常选局部阿是穴为主，可配合临近部位取穴。每次治疗部位不超过 4 个。

3.洗手，戴医用外科口罩、医用帽子和一次性无菌手套。

4.施术流程。

（1）煮罐。将竹罐投入药液中，煮沸 5 分钟备用（图 7-6）。

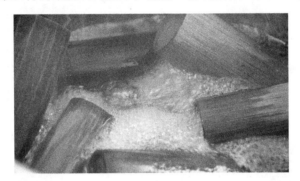

图 7-6　浸煮竹罐

（2）拔罐。施术者根据拔罐部位选定大小合适的竹罐，夹出竹罐（图 7-7），用折叠的消毒毛巾捂一下罐口（图 7-8），以便吸去罐内的药液，降低罐口的温度和保持罐内的热气，迅速扣拔于选定的部位或穴位上（图 7-9、图 7-10）。根据病情及部位确定拔罐数量，5～10 分钟后，按压罐边使空气进入以便取下竹罐（图 7-11）。

（3）竹罐热熨。从锅中夹出竹罐（图 7-7），用折叠的消毒毛巾捂一下罐口（图 7-8），以便吸去罐内的药液，待热度合适后滚动热熨于治疗部位（图 7-12），热熨约 5 分钟。

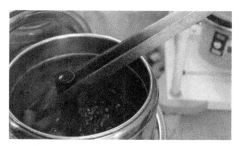

图 7-7　夹取竹罐

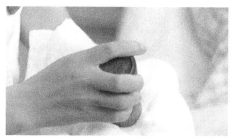

图 7-8　捂住罐口

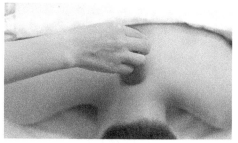

图 7-9　扣拔竹罐

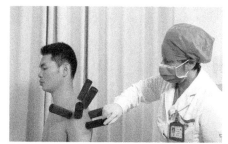

图 7-10　扣拔竹罐

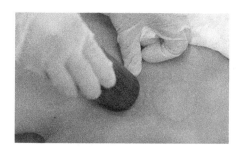

图 7-11　取下竹罐

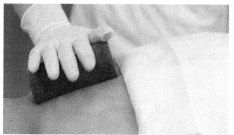

图 7-12　滚罐热熨

　　一般拔罐过程到此即可结束。但如为急性病、慢性病患者且体质较好，拔罐部位瘀血较重者，暂不宜做热熨，可继续做壮医刺血和再次拔罐，具体如下。

　　（4）刺血。根据病情选择相应罐印部位或穴位做壮医刺血，常规消毒皮肤，用一次性注射针头在罐印部位皮肤上迅速浅刺 1～3 针（图 7-13），以局部少量渗血为宜。

　　（5）再次拔罐。另取煮热的竹罐在刺血部位再次拔罐（图 7-14），5～10 分钟后取下竹罐，用消毒干棉球擦拭针刺部位的血迹后，常规消毒皮肤。

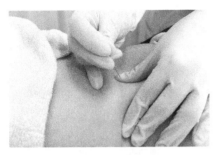

图 7-13　刺血

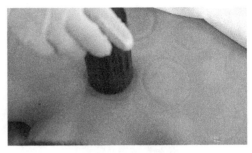

图 7-14　再次拔罐

5. 整理患者衣物及操作物品。

6. 交代患者治疗后注意事项。

7. 洗手并记录治疗情况。

六、疗程

每次治疗 40～50 分钟，每 2～3 天 1 次，5～7 次为 1 个疗程。

七、注意事项

1. 患者过度疲劳、过度饥饿、过度饱或精神高度紧张时不能操作。暴露治疗部位时，应注意保护患者隐私及为其保暖。

2. 治疗过程中随时观察患者局部皮肤及病情，随时询问患者耐受程度。

3. 拔罐前尽量甩干水珠以免烫伤皮肤。

4. 拔罐过程不可随便移动体位，以免引起患者疼痛或竹罐脱落。

5. 选择患者肌肉丰厚、皮下组织松弛及毛发少的部位为宜，多毛部位则需先剃毛。

6. 取罐时动作要轻柔，按压罐边使空气进入即可取下，不能硬拉竹罐。

7. 施术后可予患者饮温开水。

8. 拔罐后 6 小时内不得洗澡，当天避免接触冷水，注意保暖。

9. 使用过的竹罐、毛巾送消毒供应中心统一消毒。

八、意外情况及处理

1. 晕罐。如患者在拔罐过程中出现气短、面色苍白、出冷汗等晕罐现象，立即停止拔罐，让患者头低位平卧，亦可加服少量糖水；若严重昏迷，立即行急救处理。

2. 烫伤、起水疱。如有烫伤用生理盐水清洁创面及浸润无菌纱布湿敷创面直至疼痛明显减轻或者消失后，外涂烧伤膏。如起小水疱，皮肤可自行吸收，保持局部干燥及水疱皮肤的完整性即可；如水疱较大，可用无菌针头将水疱戳破，放出疱内渗液，每日用碘伏消毒，外涂烧伤膏，保持局部干燥及清洁，预防感染。

【附注】

壮医药物竹罐治疗各部位及拔罐数量

部位	拔罐数量
颈部（包括上背、颈）	12 罐
背部	20 罐
腰部	20 罐
单侧肩关节（包括肩周、肩胛区）	16 罐
单侧肘关节（包括肘、上臂、前臂）	10 罐
单侧腕关节（包括腕、手背、前臂）	6 罐
双侧臀部	16 罐
单侧膝关节	10 罐
单侧踝关节	8 罐
单侧上肢	12 罐
单侧下肢	16 罐

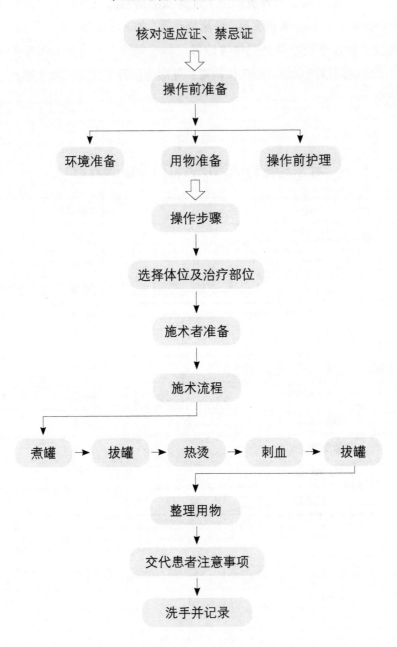

壮医药物竹罐疗法流程图

核对适应证、禁忌证

操作前准备

环境准备　　用物准备　　操作前护理

操作步骤

选择体位及治疗部位

施术者准备

施术流程

煮罐 → 拔罐 → 热烫 → 刺血 → 拔罐

整理用物

交代患者注意事项

洗手并记录

壮医刺血疗法

壮医刺血疗法是用针具刺入人体的穴位、病灶、病理反应点和浅表血络，用挤压、拔罐等方式放出适量血液，以预防和治疗疾病的一种方法。

一、主要功效

祛风、湿、痧、瘴、热、痰、瘀等毒，消肿，散结，止痛，通调三道两路、调节气血平衡。

二、适应证

内科、外科、妇科、皮肤科等常见病、多发病均可使用本疗法治疗。常见适应证有贫痧（痧病）、发旺（痹病）、核嘎尹（腰腿痛）、活邀尹（颈椎病）、旁巴尹（肩周炎）、骆芡（骨性关节炎）、麻抹（麻木）、甭裆呷（半身不遂）、林得叮相（跌打损伤）、年闹诺（失眠）、巧尹（头痛）、唪呗嘟（带状疱疹、带状疱疹后遗神经痛）、能啥能累（瘙痒、湿疹）、叻仇（痤疮）等。

三、禁忌证

1. 自发出血性疾病患者、凝血功能障碍者禁用。

2. 严重心脑血管疾病患者、血糖控制不佳患者、精神病患者及身体极度消瘦虚弱患者等禁用。

3. 局部皮肤有破溃、疤痕、高度水肿及浅表大血管处禁用。

4. 过度疲劳、过度饥饿、过度饱或精神高度紧张的患者禁用。

5. 孕妇禁用。

四、操作前准备

1. 环境要求。治疗室内清洁，安静，光线充足，温度适宜，避免患者吹风受凉。

2.用物准备。一次性三棱针或注射器针头（图8-1）、一次性无菌手套、复合碘皮肤消毒液、75%酒精、医用棉签或干棉球、无菌纱布或创可贴、胶布。

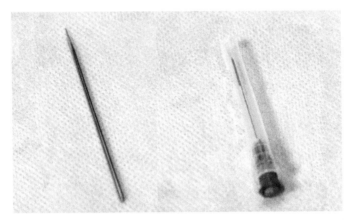

图8-1 一次性三棱针（左）、注射针头（右）

3.操作前护理。核对患者信息及治疗方案等，说明治疗的意义和注意事项，取得患者的同意，并对患者进行精神安慰与鼓励，消除患者的紧张、恐惧情绪，使患者能积极主动配合操作。

五、操作步骤

1.体位选择。根据患者病情确定体位，常取坐位、俯卧位、仰卧位、侧卧位等，以患者舒适及便于施术者操作为宜，避免用强迫体位。

扫描二维码，
观看配套视频

2.部位选择。根据病证选取适当的治疗部位。

3.洗手，戴医用外科口罩、医用帽子和一次性无菌手套。

4.消毒。

（1）针具。选择一次性三棱针或注射器针头。

（2）部位。常规消毒施术部位皮肤，消毒范围的直径大于施术部位5 cm。

5.施术流程。

（1）持针。右手拇指、食指二指持针（图8-2），中指抵住针体，露出针尖1～2 cm（图8-3），左手捏住或夹持刺血部位皮肤。

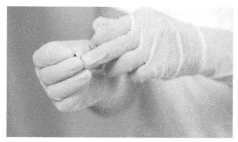

图 8-2　持针手势

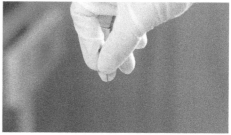

图 8-3　进针手势

（2）进针。右手持针迅速浅刺治疗部位（图 8-4），深 0.1 ～ 0.3 cm，左手挤按针孔使患部出血（图 8-5）。

（3）根据病情加用拔罐以增加出血量（图 8-6）。

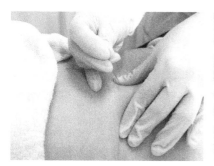

图 8-4　浅刺

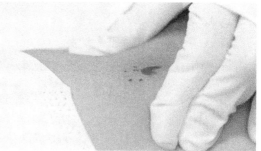

图 8-5　刺血后挤按

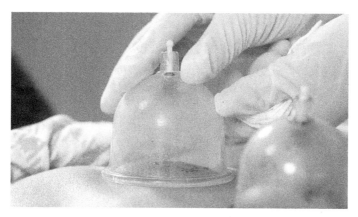

图 8-6　拔罐

（4）用无菌纱布擦拭所拔部位的瘀血，常规消毒治疗部位的皮肤。

6. 施术后处理。用过的针具置于利器盒中销毁处理。

7. 整理患者衣物及操作物品。

8. 交代患者治疗后注意事项。

9. 洗手并记录治疗情况。

六、疗程

急性病证 1～2 天 1 次，慢性病证 3～5 天 1 次，5 次为 1 个疗程。

七、注意事项

1. 患者过度疲劳、过度饥饿、过度饱或精神高度紧张时不能操作。暴露治疗部位时，应注意保护患者隐私及为其保暖。

2. 治疗过程中随时观察患者局部皮肤及病情，随时询问患者的耐受程度。

3. 点刺时，手法宜轻、浅、快。

4. 注意切勿刺伤深部大动脉。

5. 操作过程中应遵守无菌操作规则，防止感染。

6. 治疗后避免患者立即起身离开，安排其舒适体位，嘱其休息 5～10 分钟后方可活动。

7. 操作后必须交代患者，若施术部位有瘙痒，属正常的治疗反应，避免用手抓破，以免引起感染。保持施术部位皮肤清洁干燥，6 小时内不宜洗澡。

八、意外情况及处理

1. 晕针、晕罐。如患者治疗过程中出现气短、面色苍白、出冷汗等晕针现象，立即让患者头低位平卧 10 分钟左右，亦可加服少量糖水；若严重昏迷，立即行急救处理。

2. 血肿。用消毒干棉球按压血肿部位针孔 3～5 分钟，防止血肿变大。出血量较大的血肿加以冷敷，以促进凝血，48 小时后可行热敷促进血肿吸收。

【附注】

壮医刺血治疗出血量估算

微量：出血量≤1.0 mL。

少量：出血量在1.1～5.0 mL。

中等量：出血量在5.1～10.0 mL。

大量：出血量＞10.0 mL。

壮医刺血疗法流程图

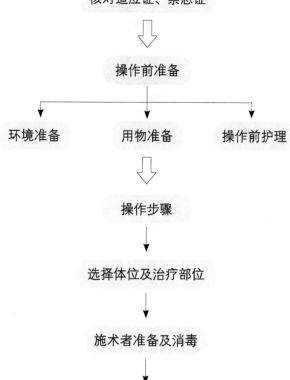

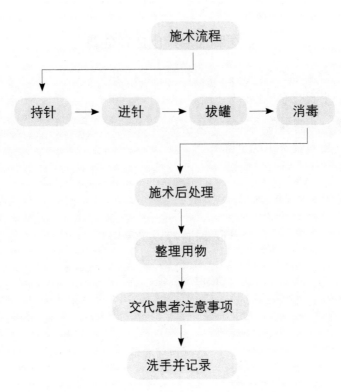

壮医火攻疗法

壮医火攻疗法是用双层牛皮纸包裹熄灭明火后的药枝或点燃药枝待明火熄灭后，直接隔着双层牛皮纸熨灸于患者体表部位或穴位，以预防和治疗疾病的一种方法。

一、主要功效

祛风、湿、寒、痰、瘀等毒，消肿，散结，通痹，止痛，通润三道两路、调节气血平衡。

二、适应证

内科、外科、妇科、儿科等常见病、多发病均可使用本疗法治疗。常见适应证有巧尹（头痛）、发旺（痹病）、核嘎尹（腰腿痛）、活邀尹（颈椎病）、旁巴尹（肩周炎）、滚克（类风湿关节炎）、麻抹（麻木）、扭相（软组织挫伤）、腊胴尹（腹痛）、白冻（腹泻）、京尹（痛经）、嘻缶（乳腺增生）等。

三、禁忌证

1. 辨证为阳证患者禁用。

2. 发热（体温 ≥ 37.3 ℃）、脉搏 ≥ 90 次 / 分患者禁用。

3. 开放性创口、感染性病灶、疤痕、高度水肿、黏膜及浅表大血管处禁用。

4. 过度疲劳、过度饥饿、过度饱或精神高度紧张的患者禁用。

5. 严重心脑血管疾病患者、血糖控制不佳患者、精神病患者及身体极度消瘦虚弱患者等禁用。

四、操作前准备

1. 环境要求。治疗室内清洁，安静，光线充足，温度适宜，避免患者吹风受凉。

2. 用物准备。

（1）加工炮制过的药枝或药藤（长 15 ~ 20 cm）（图 9-1）。

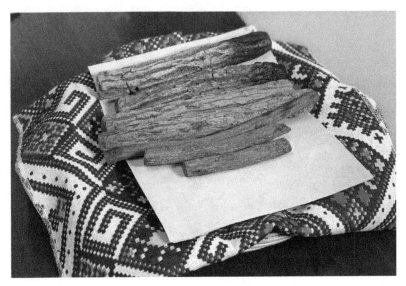

图 9-1　药枝、药藤

（2）牛皮纸、酒精灯、打火机、纱布、灭火盒、一次性无菌手套等。

3. 操作前护理。核对患者信息及治疗方案等，说明治疗的意义和注意事项，取得患者的同意，并对患者进行精神安慰与鼓励，消除患者的紧张、恐惧情绪，使患者能积极主动配合操作。

五、操作步骤

1. 体位选择。根据病情确定体位，常取坐位、俯卧位、仰卧位、侧卧位等，以患者舒适及便于施术者操作为宜，避免用强迫体位。

扫描二维码，
观看配套视频

2. 部位选择。根据病证选取相应治疗部位。

3. 洗手，戴医用外科口罩、医用帽子和一次性无菌手套。

4. 清洁。用生理盐水清洁将要施术的皮肤。

5. 施术流程。

（1）选药枝。选用大小合适、方便操作的药枝或药藤。

（2）点燃药枝。将药枝或药藤的一端放在酒精灯上燃烧（图 9-2）。

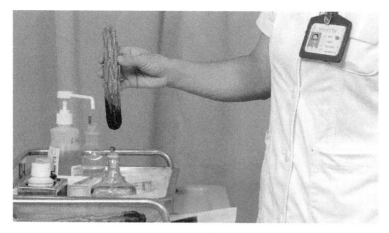

图 9-2　点燃药枝

（3）包药枝或药藤。待明火熄灭后，用两层牛皮纸将燃着暗火的药枝（图 9-3）或药藤包裹（图 9-4），亦可不包药枝或药藤、直接隔着双层牛皮纸熨灸。

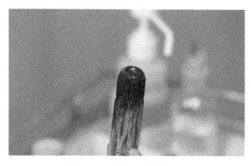

图 9-3　着暗火的药枝

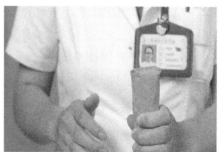

图 9-4　包药枝

（4）熨灸。施术者用包裹好的药枝或药藤在患者身上特定部位或穴位熨灸（图 9-5）；或将燃着暗火的药枝或药藤直接熨在需熨灸部位上，隔着双层牛皮纸一上一下熨灸（图 9-6）。初起药枝或药藤温度高，熨灸如鸟啄食状一上一下快速操作，待温度下降后，熨灸速度可渐慢下来，以患者耐受温度为宜，以皮肤微微潮红为度（图 9-7）。

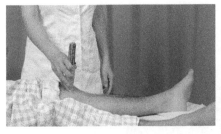
图9-5 包灸

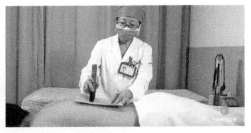
图9-6 铺灸

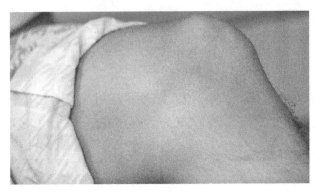
图9-7 皮肤潮红

（5）熨毕。用纱布清洁患者局部皮肤。

6. 施术后处理。将药枝或药藤放置灭火盒内，使之完全熄灭。

7. 整理患者衣物及操作物品。

8. 交代患者治疗后注意事项。

9. 洗手并记录治疗情况。

六、疗程

一般每天1次，病情严重者可每天2次，每次可选取不同穴位，10天为1个疗程，每个疗程间隔1周。

七、注意事项

1. 患者过度疲劳、过度饥饿、过度饱或精神高度紧张时不能操作。暴露治疗部位时，应注意保护患者隐私及为其保暖。

2. 熨灸过程中如果有热灰脱落，应及时清理，以防烫伤患者皮肤和烧坏衣物。

3.面部、眼周等皮肤细嫩处不宜操作。

4.熨灸过程中要以患者耐受的温度为宜，随时询问患者对熨灸的耐受程度。过热时应当及时撤移药枝或药藤，尤其是半身不遂患者、糖尿病患者及年老体弱者等对温度的感觉反应迟钝，治疗时应注意查看局部肤色，以局部肤色微微潮红为宜，切忌治疗时过度、过久或用力按压，动作以轻快为主，以免烫伤患者。

5.施灸过程中需谨慎，避免火灾。

6.操作后必须交代患者，若施术部位有瘙痒，属正常的治疗反应，避免用手抓破，以免引起感染。施术部位皮肤保持清洁干燥，术后 6 小时内不宜洗澡。

八、意外情况及处理

1.晕灸。如患者在点灸过程中出现气短、面色苍白、出冷汗等晕灸现象，立即停止操作，让患者头低位平卧，亦可加服少量糖水；若严重昏迷，立即行急救处理。

2.烫伤、起水疱。如有烫伤，用生理盐水清洁创面及浸润无菌纱布湿敷创面直至疼痛明显减轻或者消失后，外涂烧伤膏。如起小水疱，皮肤可自行吸收，保持局部干燥及水疱皮肤的完整性即可；如水疱较大，可用无菌针头将水疱戳破，放出疱内渗液，每天用碘伏消毒，外涂烧伤膏，保持局部干燥及清洁，预防感染。

【附注】

药枝或药藤备制

追骨风、牛耳风、过山香、大钻、五味藤、八角枫、当归藤、四方藤、吹风藤各适量，均切成 15～20 cm 长的段，晒干，和生姜、大葱、两面针、黄柏、防己一同放入 50 度白酒中浸泡（酒要没过药面），7 天后取出阴干备用。

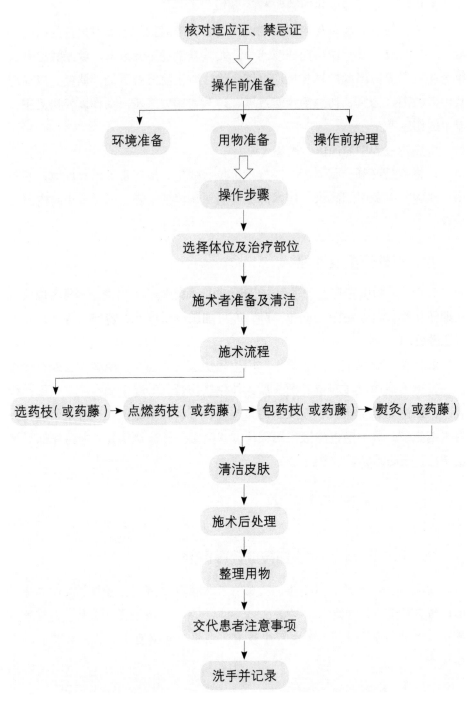

壮医火攻疗法流程图

核对适应证、禁忌证

操作前准备

环境准备　　用物准备　　操作前护理

操作步骤

选择体位及治疗部位

施术者准备及清洁

施术流程

选药枝（或药藤）→ 点燃药枝（或药藤）→ 包药枝（或药藤）→ 熨灸（或药藤）

清洁皮肤

施术后处理

整理用物

交代患者注意事项

洗手并记录

壮医香囊佩药疗法

壮医香囊佩药疗法是用特定壮药加工成药粉置入香囊内，佩系于患者衣带或身上，通过气道吸收药物有效成分，以预防和治疗疾病的一种方法。

一、主要功效

通气道，通调龙路、火路，避秽，祛风、湿、瘴等毒。

二、适应证

内科、儿科等常见病、多发病可使用本疗法治疗。常见适应证有贫痧（伤风感冒、流行性感冒）、勒爷屙细（小儿泄泻）、勒爷喯疳（小儿疳积）、年闹诺（失眠）、佛浮（水肿）等。

三、禁忌证

1. 孕妇禁用。
2. 皮肤过敏者慎用。

四、操作前准备

1. 环境要求。治疗室内清洁，安静，光线充足，温度适宜，避免患者吹风受凉。

2. 用物准备。药袋（香囊）、药物、压适板等（图10-1）。

（1）药物准备。将选好的药物研碎为细末，密封备用。

（2）香囊制作。常用款式为荷包式，选择透气良好的布料制作（图10-2）。

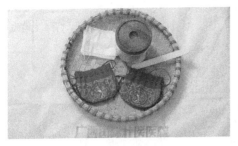

图 10-1　用物准备

图 10-2　香囊

3.操作前护理。核对患者信息及治疗方案等,说明治疗的意义和注意事项,使患者能积极主动配合操作。

五、操作步骤

1.洗手。

2.施术流程。

扫描二维码,
观看配套视频

(1)装药。先将研成细末的药物装入小布袋内(图10-3),一般每个香囊装药粉 6 g,然后再将小布袋装入香囊中(图10-4)。

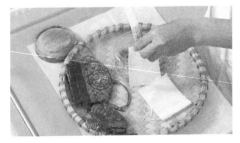

图 10-3　装入小布袋

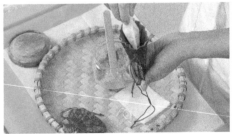

图 10-4　装入香囊

(2)佩挂。根据治疗不同疾病的需要,佩挂于相应的部位。如用于强身,则佩挂于颈部或戴于手腕(图10-5);用于防治流行性感冒,则佩挂于颈、胸部等(图10-6);用于保健预防,可佩挂于颈前或置于上衣口袋内,也可挂于室内等,夜间可置于床头(图10-7)或挂于蚊帐内。

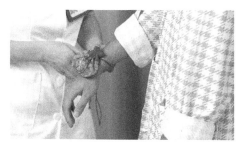

图 10-5 戴于手腕

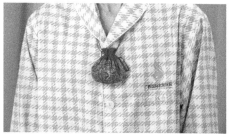

图 10-6 佩挂于胸部

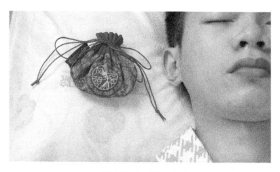

图 10-7 置于床头

3. 整理患者衣物及操作物品。

4. 交代患者治疗后注意事项。

5. 洗手并记录治疗情况。

六、疗程

香囊内药物一般5～7天换药1次。壮医香囊佩药疗法一般没有疗程限制，可佩挂至疾病明显好转直至痊愈。用于保健预防的可长期佩挂；用于避瘟防病，一般以度过传染病流行期为宜。

七、注意事项

1. 因某些外用药有一定的毒性或刺激性，过量可引起恶心、呕吐或慢性累积性中毒等，给小儿施用壮医香囊佩药疗法时，注意教育患儿不要随便将袋内药物内服。

2. 注意保持香囊的干燥，剧烈运动或洗澡时要从身上取下。

3. 应根据不同的防治需要选择适宜的药物。

4. 壮医香囊佩药疗法主要作用是防病、调病。对于病情较重者，非本疗法所宜，以免延误治疗时机。

八、意外情况及处理

在佩药过程中如果出现局部皮肤发红、瘙痒、皮疹等过敏现象，应立即停止佩药治疗，严重者立即就医。

壮医香囊佩药疗法流程图

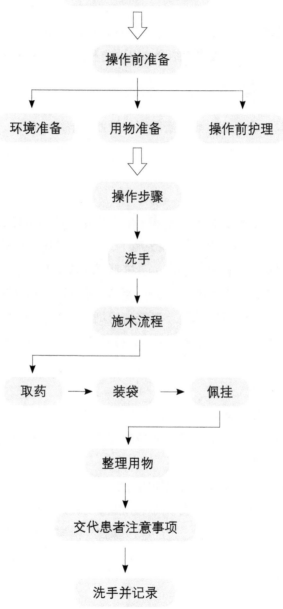

核对适应证、禁忌证

↓

操作前准备

环境准备 　　用物准备 　　操作前护理

↓

操作步骤

↓

洗手

↓

施术流程

取药 → 装袋 → 佩挂

↓

整理用物

↓

交代患者注意事项

↓

洗手并记录

壮医经筋推拿疗法

壮医经筋推拿疗法是在古典十二经筋理论指导下，结合壮族民间理筋术，总结出以推拿、针刺、拔罐相结合，以预防和治疗疾病的一种方法。

一、主要功效

祛风、湿、痧、寒、热、瘀等毒，舒筋，解结，消肿、止痛，通痹，通调三道两路、调节气血平衡。

二、适应证

内科、外科、五官科等常见病、多发病均可使用本疗法治疗。常见适应证有发旺（风湿病）、甬巧尹（偏头痛）、巧尹（头痛）、活邀尹（颈椎病）、旁巴尹（肩周炎）、核尹（腰痛）、核嘎尹（腰腿痛）、麻抹（麻木）、甬裆呷（半身不遂）、年闹诺（失眠）、兰奔（头晕）、林得叮相（跌打损伤）、贫痧（伤风感冒、流行性感冒、上呼吸道感染）、发得（发热）、奔唉（咳嗽）、胴尹鹿西（腹痛吐泻、急性胃肠炎）、嚎尹（牙痛）、肥胖症等。

三、禁忌证

1. 自发出血性疾病患者、凝血功能障碍者禁用。

2. 严重心脑血管疾病患者、血糖控制不佳患者、精神病患者及身体极度消瘦虚弱患者等禁用。

3. 各种骨伤病及急性软组织损伤者慎用。

4. 局部皮肤有破溃、疤痕、高度水肿及浅表大血管处禁用。

5. 过度疲劳、过度饥饿、过度饱、醉酒或精神高度紧张的患者禁用。

6. 孕妇禁用。

四、操作前准备

1.环境要求。治疗室内清洁，并安静，光线充足，温度适宜，避免患者吹风受凉。

2.用物准备。按摩床、一次性针灸针、复合碘皮肤消毒液、医用棉签或棉球、一次性无菌手套、火罐或真空抽气罐、真空抽气枪、持物钳、治疗巾、打火机、酒精灯等。

3.操作前护理。核对患者信息及治疗方案等，说明治疗的意义和注意事项，取得患者的同意，并对患者进行精神安慰与鼓励，消除患者的紧张、恐惧情绪，使患者能积极主动配合操作。

五、操作步骤

1.体位选择。根据病情确定体位，常取坐位、俯卧位、仰卧位、侧卧位等，以患者舒适及便于施术者操作为宜，避免用强迫体位。

扫描二维码，观看配套视频

2.部位选择。以患者痛处为腧，采取"顺藤摸瓜""顺筋摸结"的方法，确定病变所在经筋，查找相关筋结病灶点作为治疗部位。

3.洗手。

4.施术流程。

（1）手触摸结。采用手触诊查法。施术者两手密切配合，左手着重协助固定诊察部位及提供诊察之便，右手根据所检查部位的生理形态、筋膜的厚薄及层次、正常组织的张力、结构形状等情况，分别运用拇指的指尖、指腹及拇指与四小指的指腹握合力（即指合力）（图11-1）或用肘尖（图11-2）构成主要探查工具。指力、撑力、肘力及腰力协调配合，对行检区域（所病经筋循行路线）做浅、中、深层次，由浅至深，由轻至重，以循、触、摸（图11-3），按（图11-4），切，拿弹拨（图11-5），推按（图11-6），拨刮（图11-7），扪揞（图11-8），揉捏（图11-9）等手法行检。通过正触觉与异触觉的对比方法，结合患者对检查的反应，识别阳性病灶是否存在及其表现的特征、所处的部位及与周围组织的关系等，以确定阳性筋结病灶。

（2）手法解结。先用肘滚法（图11-10）在病变部位来回滚动3～5遍，使局部充分放松发热。肘部和手指相结合，顺着病变部位的经筋线进行按（图

11-4）、揉捏（图 11-9）、点（图 11-11）、推按（图 11-6）、捏拿（图 11-12）等分经理筋手法，施术时间 15 ～ 20 分钟。

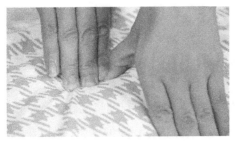

图 11-1　指合力摸结

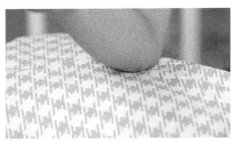

图 11-2　肘尖探结

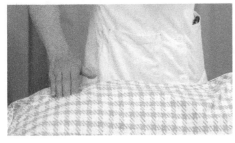

图 11-3　循、触、摸

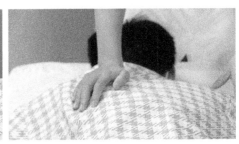

图 11-4　按

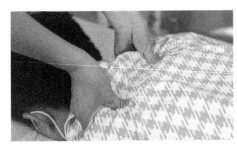

图 11-5　拿弹拨

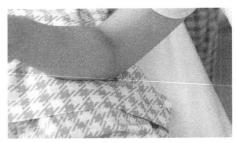

图 11-6　推按

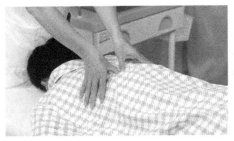

图 11-7　拨刮

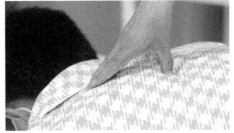

图 11-8　拑掐

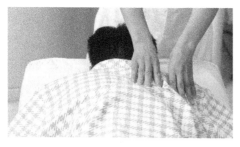

图 11-9　揉捏

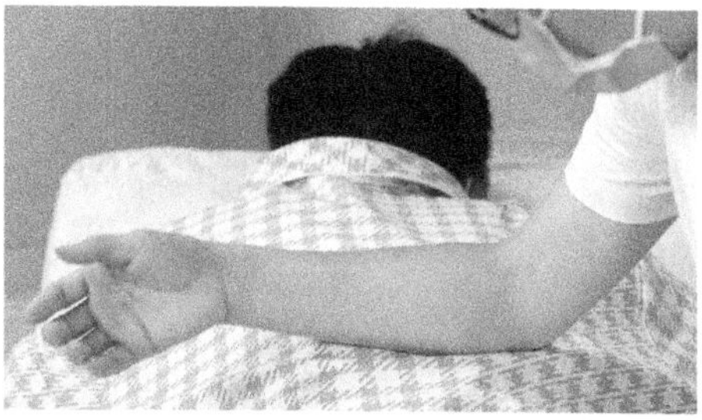

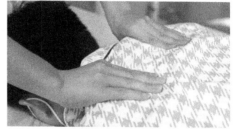

图 11-10　肘滚法

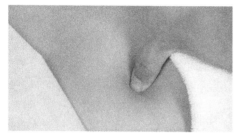

图 11-11　点

图 11-12　捏拿

（3）针刺除结。

①洗手，戴一次性无菌手套。

②消毒。

a.用具消毒。选择一次性针灸针，消毒的火罐或真空抽气罐（图11-13）。

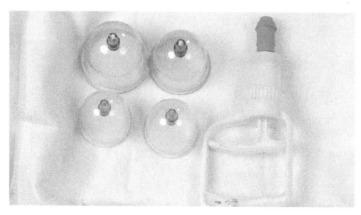

图 11-13　真空抽气罐

b. 部位消毒。常规消毒施术部位皮肤，消毒范围的直径大于施术部位 5 cm。

③固结行针。施术者一手持一次性针灸针（一般选用规格 0.40 mm × 40 mm），另一手拇指按压固定查及的筋结点，根据筋结的大小、部位深浅进行探刺，使气达病所后快速出针，可一孔多针、一针多向，不留针。

注：如是寒证，可用壮医火针。局部常规消毒，施术者左手拇指按压固定查及的筋结点，右手持火针针具，将针尖置于酒精灯上烧红至发白（图 11-14），迅速将针尖垂直刺入皮肤，直达筋结点，不留针。

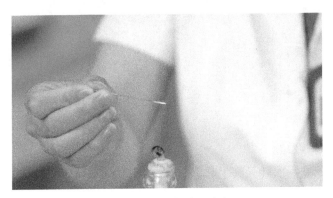

图 11-14　火针烧红至发白

（4）施罐散结。

①拔罐。在针刺筋结点上拔罐（图 11-15），留罐 5 ～ 10 分钟，以拔出黄水为佳。

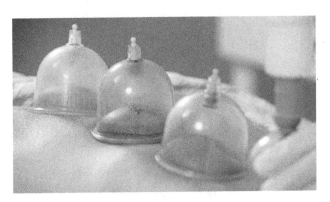

图 11-15　在针刺筋结点拔罐

②起罐。将气罐活塞拔起，然后把罐向一侧倾斜，让空气进入罐内，慢慢将罐提起，用棉签或棉球擦拭所拔部位的黄水或血液，常规消毒治疗部位的皮肤。

5.施术后处理。冲洗火罐或真空抽气罐内瘀血后放入含氯消毒液中浸泡，后送消毒供应中心统一消毒。

6.整理患者衣物及操作物品。

7.交代患者治疗后注意事项。

8.洗手并记录治疗情况。

六、疗程

每天1次，10次为1个疗程。

七、注意事项

1.患者过度疲劳、过度饥饿、过度饱或精神高度紧张时不能操作。暴露治疗部位时，应注意保护患者隐私及为其保暖。

2.严格执行无菌技术操作，防止感染。

3.施术者选择好合适的位置、步态、姿势，以利于发力和持久操作，并避免自身劳损。

4.施术时注意患者状况，操作细致，手法由轻到重，宜使用巧力，不可粗暴用力，以防造成损伤。注意留罐时间，避免出现水疱。

5.手触摸结时对一时难以辨认的病灶，需反复复检或做会诊检查及特殊检查。对可疑细菌性感染、恶性变等异态病灶，需及时做相应检查，以鉴别确诊。

6.治疗后避免患者立即起身离开，安排其舒适体位，嘱其休息5～10分钟后方可活动。

7.拔罐后切勿使局部受风受凉，6小时内禁止洗澡。

8.操作后应清淡饮食，忌食辛辣、油炸、刺激食物。

八、意外情况及处理

1.晕针、晕罐。如患者治疗过程中出现气短、面色苍白、出冷汗等晕针现象，立即让患者头低位平卧，亦可加服少量糖水；若严重昏迷，立即行急救处理。

2. 血肿。用消毒干棉球按压血肿部位针孔 3 ～ 5 分钟，防止血肿变大；出血量较大的血肿加以冷敷，以促进凝血，24 小时后可行热敷，促进血肿吸收。

3. 烫伤、起水疱。如有烫伤，用生理盐水清洁创面及浸润无菌纱布湿敷创面直至疼痛明显减轻或者消失后，外涂烧伤膏。如起小水疱，皮肤可自行吸收，保持局部干燥及水疱皮肤的完整性即可；如水疱较大，可用无菌针头将水疱戳破，放出疱内渗液，每天用碘伏消毒，外涂烧伤膏，保持局部干燥及清洁，预防感染。

【附注】

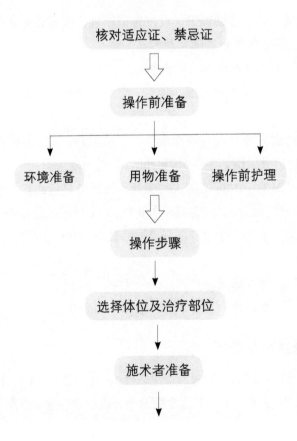

壮医经筋推拿疗法流程图

核对适应证、禁忌证

操作前准备

环境准备　　　用物准备　　　操作前护理

操作步骤

选择体位及治疗部位

施术者准备

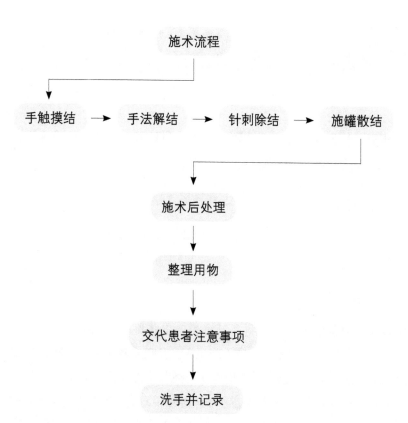

壮医火针疗法

壮医火针疗法是在壮医理论指导下，将针具的针尖烧红至发白后，迅速刺入穴位或特定部位，以预防和治疗疾病的一种方法。

一、主要功效

祛风、湿、痧、寒、痰、瘀等毒，消肿，散结，通痹，止痛，通调三道两路、调节气血平衡。

二、适应证

内科、外科、妇科、儿科、五官科、皮肤科等常见病、多发病均可使用本疗法治疗。常见适应证有贫痧（痧病）、发旺（痹病）、核嘎尹（腰腿痛）、活邀尹（颈椎病）、旁巴尹（肩周炎）、骆芡（骨性关节炎）、隆芡（痛风）、麻抹（麻木）、甭裆呷（半身不遂）、林得叮相（跌打损伤）、年闹诺（失眠）、巧尹（头痛）、奔呗啷（带状疱疹、带状疱疹后遗神经痛）、能啥能累（瘙痒、湿疹）、呗仇（痤疮）等。

三、禁忌证

1. 自发出血性疾病患者、凝血功能障碍者禁用。

2. 严重心脑血管疾病患者、血糖控制不佳患者、精神病患者及身体极度消瘦虚弱患者等禁用。

3. 局部皮肤有破溃、疤痕、高度水肿及浅表大血管处禁用。

4. 过度疲劳、过度饥饿、过度饱或精神高度紧张的患者禁用。

5. 孕妇禁用。

四、操作前准备

1. 环境要求。治疗室内清洁，安静，光线充足，温度适宜，避免患者吹

风受凉。

2.用物准备。一次性针灸针（一般选用规格 0.40 mm×40.00 mm，可根据病情及病位选择不同规格的针具）、一次性无菌手套、复合碘皮肤消毒液、医用棉签或棉球、打火机、酒精灯等。

3.操作前护理。核对患者信息及治疗方案等，说明治疗的意义和注意事项，取得患者的同意，并对患者进行精神安慰与鼓励，消除患者的紧张、恐惧情绪，使患者能积极主动配合操作。

五、操作步骤

1.体位选择。根据病情确定体位，常取坐位、俯卧位、仰卧位、侧卧位等，以患者舒适及便于施术者操作为宜，避免用强迫体位。

扫描二维码，
观看配套视频

2.部位选择。根据病证选取适当的治疗穴位或特定部位。

3.施术流程。

（1）经筋摸结。施术者运用拇指的指尖、指腹及拇指与四小指的指合力或用肘尖，对经筋循行路线做浅、中、深层次，由浅至深，由轻至重，以切、循、按、摸、弹拨、推按、拨刮、拑捏、揉捏等手法行检。筋结分点、线、面等形状，触摸有粗糙样、小颗粒状、结节状、条索状、线样甚至成片状，大小不一，深浅不一，以触压疼痛异常敏感为特征。

（2）火针消结。

①洗手，戴医用外科口罩、医用帽子和一次性无菌手套。

②消毒。

a.针具消毒。选择一次性针灸针（图12-1）常规消毒。

b.部位消毒。常规消毒施术部位皮肤，消毒范围的直径大于施术部位5 cm。

③施针。施术者以左手按压固定查及的筋结点（图12-2），右手持火针针具，将针尖置于酒精灯上烧红直至发白（图12-3），根据筋结的大小、部位深浅迅速将针尖垂直刺入皮肤，直达筋点，疾进疾出（图12-4、图12-5），不留针，每个筋结点施针 3～5 次。

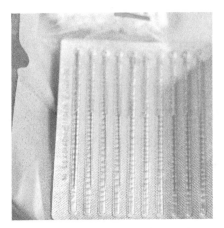

图 12-1　一次性针灸针

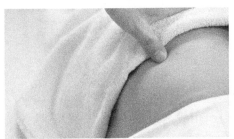

图 12-2　摸节查灶

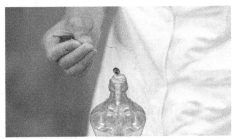

图 12-3　烧红针尖直至发白

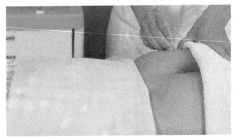

图 12-4　疾进

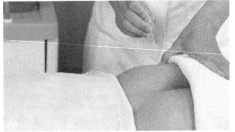

图 12-5　疾出

4.施术后处理。用过的针具置于利器盒中销毁处理。

5.整理患者衣物及操作用品。

6.交代患者治疗后注意事项。

7.洗手并记录治疗情况。

六、疗程

隔天 1 次，7 ～ 10 次为 1 个疗程。

七、注意事项

1. 患者过度疲劳、过度饥饿、过度饱或精神高度紧张时不能操作。暴露治疗部位时，应注意保护患者隐私及保暖。治疗过程中随时观察局部皮肤及病情，随时询问患的耐受程度，防止晕针。

2. 根据患者体质和病情，注意掌握刺激手法和刺激强度。

3. 操作过程中应小心、谨慎，动作迅速，刺入深浅适度，避免损伤龙路、火路及内脏。

4. 治疗过程中应遵守无菌操作规则，防止感染。

5. 交代患者若施术部位有瘙痒，属正常的治疗反应，避免用手抓破，以免引起感染，术后 6 小时内不宜洗澡。

6. 治疗后在饮食上应注意忌口（如各种皮肤病，在针刺治疗期间忌食发物），以清淡饮食为主。

八、意外情况及处理

1. 晕针。如患者治疗过程中出现气短、面色苍白、出冷汗等晕针现象，立即让患者头低位平卧，亦可加服少量糖水；若严重昏迷，立即行急救处理。

2. 血肿。用消毒干棉球按压血肿部位针孔 3 ～ 5 分钟，防止血肿变大；出血量较大的血肿加以冷敷，以促进凝血。

【附注】

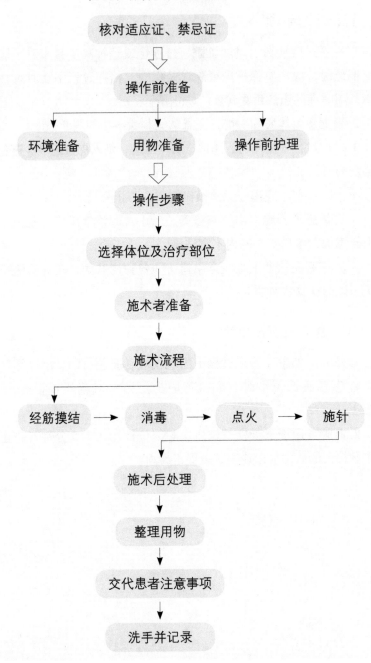

壮医火针疗法流程图

核对适应证、禁忌证

操作前准备

环境准备　　用物准备　　操作前护理

操作步骤

选择体位及治疗部位

施术者准备

施术流程

经筋摸结　→　消毒　→　点火　→　施针

施术后处理

整理用物

交代患者注意事项

洗手并记录

壮医针挑疗法

壮医针挑疗法是使用针具通过不同挑刺手法，挑破浅表皮肤反应点，挑出皮下纤维，以通龙路、火路，调三道气机，逐瘀毒出体外，以预防和治疗疾病的一种方法。

一、主要功效

祛风、寒、热、湿、痧、瘴、痰等毒，消肿，散结，通痹，通调三道两路、调节气血平衡。

二、适应证

内科、外科、妇科、儿科、五官科、皮肤科等常见病、多发病均可使用本疗法治疗。常见适应证有贫痧（痧病）、嗛尹（疼痛）、发旺（痹病）、活邀尹（颈椎病）、核尹（腰痛病）、巧尹（头痛）、林得叮相（跌打损伤）、麻邦（中风）、麻抹（麻木）、墨病（哮喘）、埃病（咳嗽）、胴尹（胃脘痛）、京尹（痛经）、嗛呗啷（带状疱疹、带状疱疹后遗神经痛）、能含能累（瘙痒湿疹）、叻仇（痤疮）等。

三、禁忌证

1.自发出血性疾病患者、凝血功能障碍者禁用。

2.严重心脑血管疾病患者、血糖控制不佳患者、精神病患者及身体极度消瘦虚弱患者等禁用。

3.精神病患者，精神高度紧张、狂躁不安及抽搐不能合作者。

4.局部皮肤有破溃、疤痕、高度水肿及浅表大血管处禁用。

5.过度疲劳、过度饥饿、过度饱、精神高度紧张或极度虚弱者禁用。

6.孕妇禁用。

四、操作前准备

1. 环境要求。治疗室内清洁，安静，光线充足，温度适宜，避免患者吹风受凉。

2. 用物准备。一次性无菌注射器针头或三棱针、复合碘皮肤消毒液、医用棉签、无菌纱布、已消毒真空抽气罐或玻璃罐、大浴巾、一次性无菌手套等。

3. 操作前护理。核对患者信息及治疗方案等，说明治疗的意义和注意事项，取得患者的同意，并对患者进行精神安慰与鼓励，消除患者的紧张、恐惧情绪，使患者能积极主动配合操作。

五、操作步骤

1. 体位选择。根据病情确定体位，常取俯卧位、仰卧位、侧卧位等，以患者舒适及便于施术者操作为宜，避免用强迫体位。

扫描二维码，
观看配套视频

2. 部位选择。根据病证选取相应的治疗部位，避开浅表大血管。

3. 洗手，戴医用外科口罩、医用帽子和一次性无菌手套。

4. 消毒。

（1）针具消毒。选择一次性无菌注射器针头（7号针头：0.7 mm×32 mm）或三棱针（图13-1），进行常规消毒。

（2）部位消毒。常规消毒施术部位皮肤，消毒范围的直径大于施术部位5 cm（图13-2）。

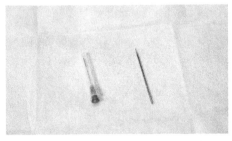

图13-1　一次性注射器针头（左）或三棱针（右）

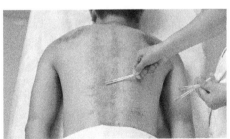

图13-2　部位消毒

5. 施术流程。

（1）选挑点。一般选取皮肤反应点或阿是穴作为挑点。

（2）持针。施术者左手食指轻压挑点一侧以固定皮肤，右手拇、食、中三指头持针身（图13-3），露出针尖1～2 cm，无名指在针尾上部支持和调节运针（图13-4）。

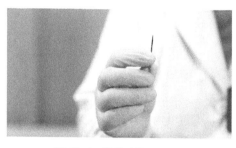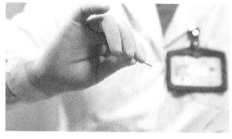

图13-3　持针手势　　　　　　　　　　图13-4　持针手势

（2）行针。初下针时，持针要稳定，用力要均匀，不可用力太猛。针身与皮肤表面成30°角（图13-5），对准挑点迅速入针，针尖挑着皮下纤维适当地用沉劲以无名指压低针身，提高针尖向上挑起，挑出或挑断皮下组织中白色纤维状物质。

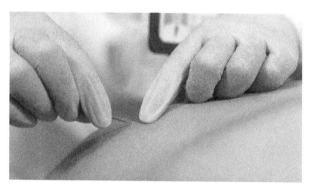

图13-5　与皮肤表面成30°角进针

（3）摆针。在挑治过程中，如纤维较粗，可先将皮下白色纤维状物质拉至针口，然后一边做前后摇摆，一边向上用力缓慢拉出纤维（图13-6）。反复挑尽挑点周围皮肤的皮下纤维（以挑点为中心，直径0.5～1.0 cm范围），顺序由上往下。如挑出的纤维较多而不易挑断时，可用手术刀片割断（图13-7），随挑随割。

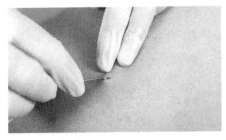

图 13-6 摆针

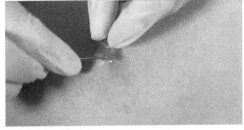

图 13-7 割断纤维

（4）施罐。

①拔罐。挑尽所有挑点的纤维，依据病情可在挑点处予以拔罐，留罐 10～15 分钟（图 13-8），并盖上大浴巾。

②起罐。将气罐活塞拔起，慢慢将罐提起（图 13-9），用无菌纱布擦拭所拔部位。

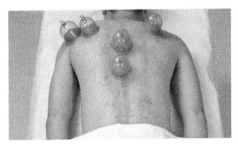

图 13-8 拔罐

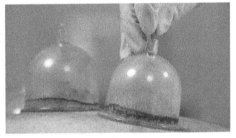

图 13-9 起罐

（5）术毕，常规消毒所有针挑点处皮肤。

6. 施术后处理。将注射器针头或三棱针丢入利器盒后统一销毁。冲洗抽气罐内瘀血后放入消毒液浸泡消毒。

7. 整理患者衣物及操作物品。

8. 交代患者治疗后注意事项。

9. 洗手并记录治疗情况。

六、疗程

一般每次挑 8～10 个点，3～5 天 1 次，5～7 次为 1 个疗程。

七、注意事项

1. 患者过度疲劳、过度饥饿、过度饱、精神高度紧张或极度虚弱时不能对其施术。暴露治疗部位时，应注意保护患者隐私及为其保暖。

2. 患者最好取卧位，以防晕针。

3. 持针的手指不能拿在针体过前或过后的部位，以免下针时用力不均匀，影响疗效和污染针尖。

4. 施术宜轻、巧、准、疾（迅速），刺入深浅要适度，避免损伤内脏，针头切忌在皮下乱刺、乱戳。施术过程中避开浅表大血管，随时观察局部皮肤及病情，随时询问患者对针挑的耐受程度。

5. 操作后必须交代患者，局部皮肤会出现红晕或红肿，挑治后有热痛感，停止针挑 1～2 周左右可自行消失。若出现局部发痒，避免用手搔抓针挑口，以免引起感染；若不小心抓破，不必惊慌，注意保持清洁，用复合碘皮肤消毒液消毒即可。针挑后当日不宜干重活，注意休息。

6. 消毒必须严格，保持施术部位的皮肤清洁干燥，24 小时内不宜洗澡，以防止伤口感染。

7. 治疗期间应清淡饮食，避免进食辛辣等刺激性食物。

八、意外情况及处理

1. 晕针。如患者在治疗过程中出现气短、面色苍白、出冷汗等晕针现象，立即停止操作，让患者头低位平卧，亦可加服少量糖水；若严重昏迷，立即行急救处理。

2. 针挑后，局部呈红晕或红肿未能完全消失时，保持针眼清洁，可用复合碘皮肤消毒液消毒，预防感染；极少数患者可出现针眼部位红肿情况，告知患者注意保持局部清洁，不要擦伤针口，局部涂红霉素软膏以防感染加重，必要时到医院做进一步处理。

【附注】

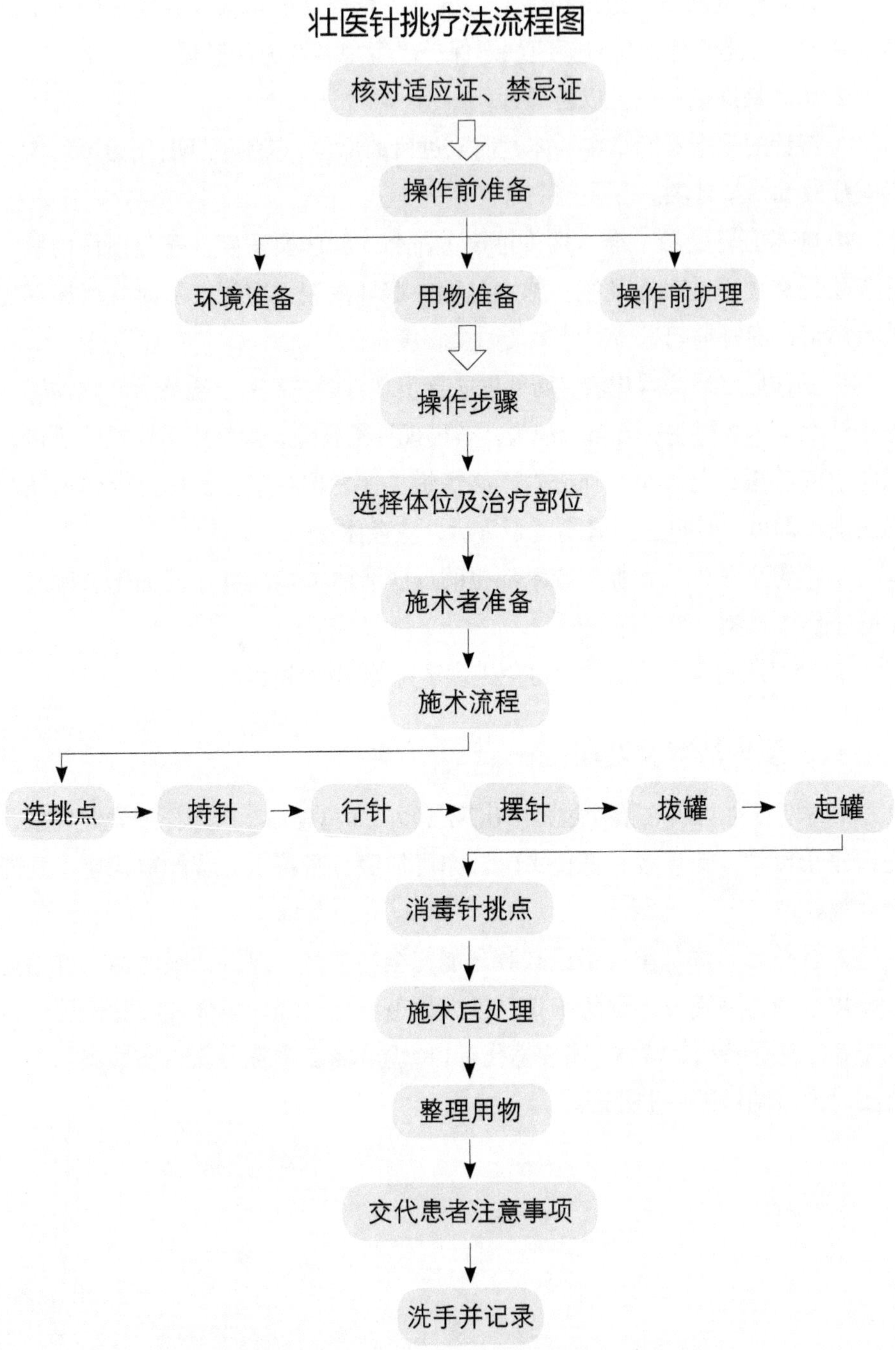

壮医针挑疗法流程图

核对适应证、禁忌证

⬇

操作前准备

环境准备　　　　用物准备　　　　操作前护理

⬇

操作步骤

⬇

选择体位及治疗部位

⬇

施术者准备

⬇

施术流程

选挑点 → 持针 → 行针 → 摆针 → 拔罐 → 起罐

⬇

消毒针挑点

⬇

施术后处理

⬇

整理用物

⬇

交代患者注意事项

⬇

洗手并记录

壮医包药疗法

壮医包药疗法是用壮药饮片或鲜品研成粉或捣碎后，用特制药酒调和，装入纱袋，取冷药包或热药包敷于患处，以预防和治疗疾病的一种方法。

一、主要功效

祛风、湿、寒、热、瘀等毒，消肿，散结，止痛，通调三道两路、调节气血平衡。

二、适应证

内科、外科、妇科、儿科、五官科、皮肤科等常见病、多发病等均可使用本疗法治疗。常见适应证有夺扼（骨折）、林得叮相（跌打损伤）、发旺（风湿骨痛）、隆芡（痛风）、呗哝（痈疮肿痛）、额哈（虫蛇咬伤）、麻抹（麻木）、唭偑（包块肿块）、旁巴尹（肩周炎）、活邀尹（颈椎病）、夺核拖（腰椎间盘突出症）、产后腊胴尹（产后腹痛）、京尹（痛经）、兵嘿细勒（疝气）、北嘻（乳腺炎）、航靠谋（腮腺炎）等。

三、禁忌证

1.局部皮肤破溃、高度水肿、开放性骨折及外伤出血者禁用。
2.孕妇慎用。

四、操作前准备

1.环境要求。治疗室内清洁，安静，光线充足，温度适宜，避免患者吹风受凉。
2.用物准备。
（1）药袋、药粉（图14-1）、药酒或小青柠（图14-2）。

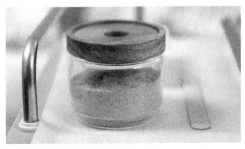

图 14-1 药粉

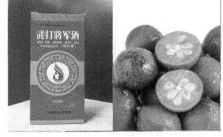

图 14-2 药酒（左）及小青柠（右）

（2）绷带或胶布、防水小铺巾、剪刀、复合碘皮肤消毒液、纱布袋、生理盐水、消毒棉签和棉球、一次性无菌莲花针、一次性无菌手套、消毒真空抽气罐、气枪等。

3.操作前护理。核对患者信息及治疗方案等，说明治疗的意义和注意事项，取得患者的同意，并对患者进行精神安慰与鼓励，消除患者的紧张、恐惧情绪，使患者能积极主动配合操作。

五、操作步骤

1.体位选择。根据病情确定体位，常取坐位、俯卧位、仰卧位、侧卧位等，以患者舒适及便于施术者操作为宜，避免用强迫体位。

扫描二维码，观看配套视频

2.洗手，戴医用外科口罩、医用帽子和一次性无菌手套。

3.清洁。用棉球蘸生理盐水清洁将要治疗部位的皮肤（图 14-3）。

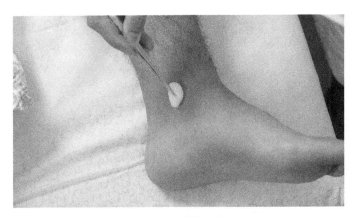

图 14-3 清洁皮肤

4.施术流程。

（1）调药。按包药部位大小取适量药粉，加特制药酒或小青柠汁（图14-4）调和适中，置于纱布袋内，封口备用。阳证取冷敷（图14-5），阴证取热敷（需将药物炒热或用微波炉加热）（图14-6）。

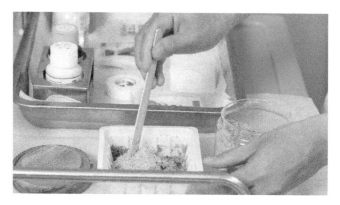

图 14-4　调药

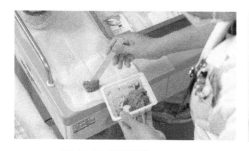

图 14-5　阳证冷敷

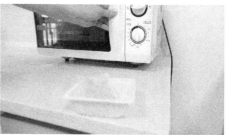

图 14-6　阴证热敷需（加热药物）

（2）敷药。待药包温度适宜（不超过45 ℃）后包敷于患处（图14-7），用绷带或胶布加以固定（图14-8）。

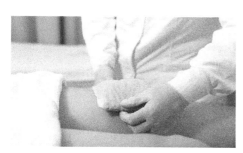

图 14-7　包敷于患处

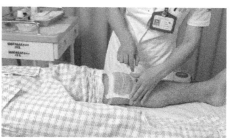

图 14-8　固定药包

（3）拔罐。瘀血肿胀疼痛明显者，可行壮医莲花针拔罐逐瘀疗法后（图14-9）再予包敷。

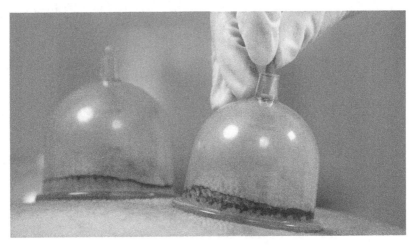

图14-9 壮医莲花针拔罐逐瘀疗法

5. 整理患者衣物及操作物品。

6. 交代患者治疗后注意事项。

7. 洗手并记录治疗情况。

六、疗程

每天1次，10天为一个疗程，一般1～3个疗程，每个疗程间隔时间不宜超过3天。

七、注意事项

1. 暴露治疗部位时，应注意保护患者隐私及为其保暖。治疗过程随时观察局部皮肤及病情，随时询问患者耐受程度。

2. 注意个体对药包温度的耐受程度，若温度过高，则可待其降到适宜时再进行治疗。

3. 若为闭合性骨折移位患者，应先行骨折复位术；若为开放性骨折，应待伤口愈合无感染时方可使用。

4. 注意掌握包药的松紧度，以免造成局部循环障碍或者内包药物漏出降低疗效和污染衣物。

5.嘱患者严格遵循敷贴时间，儿童不宜超过1小时，成人2～4小时，不宜擅自延长时间。

6.换药时注意观察患部皮肤颜色的变化，一旦发生破溃要采取适当方法处理，以减少对皮肤的损害。

7.必须交代患者在包药期间注意治疗部位的感觉，如包药后皮肤出现瘙痒难耐、灼热、疼痛感觉时，应立即取下药包，并禁止抓挠，注意保持清洁，不宜擅自涂抹别的药物，一般轻症可自愈；若皮肤出现红肿、水疱、破溃等严重反应，需及时到医院就诊。

8.患者根据病情，治疗后在饮食上应注意忌口（如忌食生冷、油腻、发物等），以清淡饮食为主。

八、意外情况及处理

如有烫伤，用生理盐水清洁创面及浸润无菌纱布湿敷创面直至疼痛明显减轻或者消失后，外涂烧伤膏。如起小水疱，皮肤可自行吸收，保持局部干燥及水疱皮肤的完整性即可；如水疱较大，可用无菌针头将水疱戳破，放出疱内渗液，每天用碘伏消毒，外涂烧伤膏，保持局部干燥及清洁，预防感染。

【附注】

包药疗法常用组方

根据不同病证选用方剂，取干品饮片打粉或鲜品捣碎备用。

1.夺扼（骨折）、林得叮相（跌打损伤）。

方药组成：乳香、没药、伸筋草、威灵仙、桂枝、艾叶、凤仙透骨草、鸡血藤、骨碎补、乌药等。

2.发旺（风湿骨痛）、隆芡（痛风）。

（1）阴证方药组成：小钻、大钻、战骨、南蛇藤、千年健、车前草、姜黄、莪术、威灵仙、冰片等。

（2）阳证方药组成：广西王不留行、络石藤、穿破石、豨莶草、山乌龟、石膏、姜黄、宽筋藤、车前草、冰片等。

3. 呗农（痈疮肿痛）。

方药组成：扛板归叶、蛇倒退叶、水杨梅、叶下株、五爪金龙、积雪草、赛葵、白花照水莲、半枝莲、冰片等。

4. 额哈（虫蛇咬伤）。

方药组成：扛板归叶、七叶一枝花、薜草、叶下株、三姐妹、田基黄、乌云盖雪、山乌龟、半枝莲等。

5. 唪佛（包块肿块）。

方药组成：扛板归、五爪金龙、姜黄、莪术、瓜蒌、芒硝等。

6. 北嘻（乳腺炎）、航靠谋（腮腺炎）。

方药组成：鲜臭牡丹叶、粪箕笃、鸡骨草鲜叶、旱田草、重楼、姜黄、莪术、瓜蒌、芒硝等。

壮医包药疗法流程图

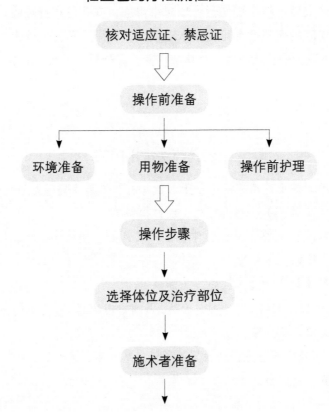

核对适应证、禁忌证

↓

操作前准备

环境准备　　用物准备　　操作前护理

↓

操作步骤

↓

选择体位及治疗部位

↓

施术者准备

↓

施术流程

取药 → 调药 → 装药 → 热药（冷敷，此操作可省去） → 包药

整理用物

交代患者注意事项

洗手并记录

壮医全身药浴疗法

壮医全身药浴疗法是用单味或者复方壮药，煎汤取液，选择适宜温度，进行全身洗浴，以预防和治疗疾病的一种方法。

一、主要功效

祛风、湿、痧、瘴、热、寒、痰、瘀等毒，消肿，止痒，止痛，活血，温经，补虚，通调三道两路、调节气血平衡。

二、适应证

内科、外科、妇科、儿科、五官科、皮肤科等常见病、多发病均可使用本疗法治疗。常见适应证有贫痧（痧病）、能啥能累（瘙痒、湿疹）、唪呗啷（带状疱疹、带状疱疹后遗神经痛）、夺扼（骨折）、林得叮相（跌打肿痛）、发旺（风湿骨痛）、隆芡（痛风）、麻抹（麻木）、唪佛（包块肿块）、旁巴尹（肩周炎）、活邀尹（颈椎病）、核嘎尹（腰腿痛）、产后腊胴尹（产后腹痛）、京尹（痛经）、约京乱（月经不调）、卟很裆（不孕）、盆腔炎、兵嘿细勒（疝气）、北嘻（乳腺炎）等。

三、禁忌证

1. 严重心脑血管疾病患者、血糖控制不佳患者、精神病患者及身体极度消瘦虚弱等患者禁用。

2. 局部皮肤破溃、高度水肿、开放性骨折及外伤出血禁用。

3. 过度疲劳、过度饥饿、过度饱或精神高度紧张的患者禁用。

4. 孕妇慎用。

四、操作前准备

1. 环境要求。治疗室内清洁，安静，光线充足，温度适宜，避免患者吹

风受凉。

2.用物准备。

（1）药液。根据病情选择相应药物，加水煮药，取药液备用（图15-1）。

（2）其他用物。泡浴大木桶、一次性泡浴袋、浴巾等（图15-2）。

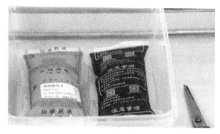

图 15-1 配好的药液

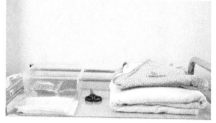

图 15-2 其他用物

3.操作前护理。核对患者信息及治疗方案等，说明治疗的意义和注意事项，取得患者的同意，并对患者进行精神安慰与鼓励，消除患者的紧张、恐惧情绪，使患者能积极主动配合操作。

五、操作步骤

1.体位选择。全身药浴常取坐位，避免用强迫体位。

2.消毒。采用一次性泡浴袋，一人一袋。

3.施术流程。

扫描二维码，
观看配套视频

（1）放药。施术者垫好一次性泡浴袋（图15-3），将药液倒入泡浴大木桶内（图15-4），药液量以能淹没浴者胸部（取坐姿）为宜（图15-5）。

（2）入浴。放入浴桶架，待药液温度在40～45℃时，嘱患者将躯体四肢浸泡在药液中（图15-5）。

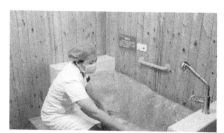

图 15-3 垫一次性泡浴袋

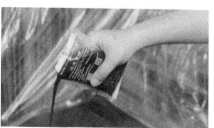

图 15-4 倒入药液

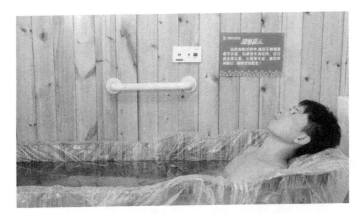

图 15-5　取坐姿，躯体四肢浸泡药液中

（3）泡浴。嘱患者一边浸泡一边揉搓或按压全身或患部，促进血液循环，以利于药物吸收（图 15-6）。

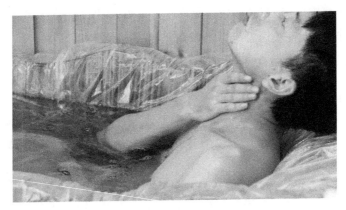

图 15-6　揉搓

（4）泡浴后用浴巾擦干全身，及时穿衣保暖。

4. 整理患者衣物及操作物品。

5. 交代患者治疗后注意事项。

6. 洗手并记录治疗情况。

六、疗程

每天 1 次，7 天为 1 个疗程，根据病情可适当增加疗程。

七、注意事项

1. 患者过度疲劳、过度饥饿、过度饱或精神高度紧张时不能操作。暴露治疗部位时，应意保护患者隐私及为其保暖。

2. 药浴全程陪护，观察患者情况，提供温水或姜糖水，嘱患者少量多次饮用以补充水分，如觉疲劳或不适可到旁边座椅或按摩床稍做休息。

3. 药液温度要适中，不能过烫，以免烫伤。

4. 注意控制泡浴时间，每次 20～30 分钟为宜（视患者耐受情况可酌减），年老体弱者泡浴时间不宜过长。

5. 泡浴时要避免患者受寒、吹风，泡浴完毕应立即拭干皮肤，注意保暖。

6. 空腹及饭后 30 分钟内不宜泡浴。

7. 泡浴后禁止剧烈运动或劳累。

八、意外情况及处理

1. 晕泡。泡浴过程中如患者出现气短、面色苍白、出冷汗等晕泡现象，立即让患者出浴，取头低位平卧 10 分钟左右，亦可加服少量糖水；若严重昏迷，立即行急救处理。

2. 烫伤、起水疱。如有烫伤，用生理盐水清洁创面及浸润无菌纱布湿敷创面直至疼痛明显减轻或者消失后，外涂烧伤膏。若皮肤出现小水疱，可自行吸收，保持局部干燥及水疱皮肤的完整性即可；如水疱较大，可用无菌针头将水疱戳破，放出疱内渗液，每天用碘伏消毒，外涂烧伤膏，保持局部干燥及清洁，预防感染。

【附注】

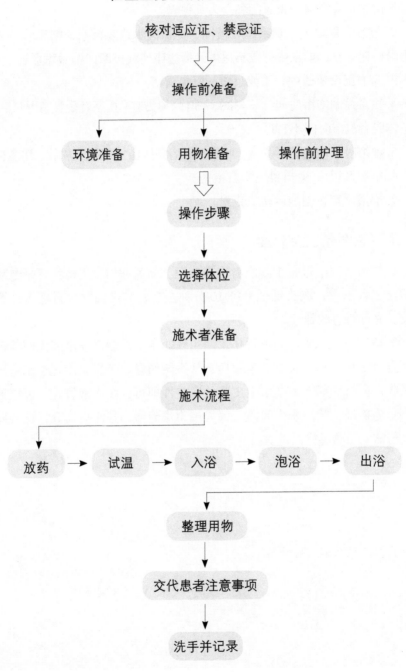

壮医全身药浴疗法流程图

核对适应证、禁忌证

操作前准备

环境准备　　用物准备　　操作前护理

操作步骤

选择体位

施术者准备

施术流程

放药 → 试温 → 入浴 → 泡浴 → 出浴

整理用物

交代患者注意事项

洗手并记录

壮医敷贴疗法

壮医敷贴疗法是将壮药研成细粉，敷贴于人体某些部位或穴位，通过皮肤对药物的吸收，以预防和治疗疾病的一种方法。

一、主要功效

祛风、湿、寒、痰、瘀等毒，散结，消肿，补虚强体，通调三道两路、调节气血平衡。

二、适应证

内科、外科、妇科、儿科、五官科等常见病、多发病均可使用本疗法治疗。常见适应证有楞涩（过敏性鼻炎）、奔唉（咳嗽）、奔墨（气喘）、哈呷（哮喘）、发旺（痹病）、麻邦（中风）、血压嗓（原发性高血压病）、年闹诺（失眠）、胴尹（胃痛）、奔鹿（呕吐）、沙呃（呃逆）、核嘎尹（腰腿痛）、活邀尹（颈椎病）、旁巴尹（肩周炎）、骆芡（骨性关节炎）、林得叮相（跌打损伤）、京尹（痛经）、得噻嘻尹（乳腺增生）、航靠谋（痄腮）、勒爷屙细（小儿泄泻）、勒爷奔疳（小儿疳积）、勒爷病卟哏（小儿厌食症）等。

三、禁忌证

1. 孕妇禁用。
2. 皮肤过敏者、局部皮肤溃烂者禁用。
3. 开放性创口或感染性病灶处禁用。
4. 过度饥饿、过度饱或精神高度紧张者禁用。

四、操作前准备

1. 环境要求。治疗室内清洁，安静，光线充足，温度适宜，避免患者吹风受凉。

2.用物准备。一次性无纺布穴位敷贴胶布贴、纱布、绷带、胶布、压舌板、药粉（图16-1）、姜汁（或米醋、黄酒）、生理盐水、消毒棉球、一次性无菌手套、剪刀等。

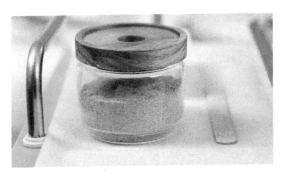

图 16-1　药粉

3.操作前护理。核对患者信息及治疗方案等，说明治疗的意义和注意事项，取得患者的同意，并对患者进行精神安慰与鼓励，消除患者的紧张、恐惧情绪，使患者能积极主动配合操作。

五、操作步骤

1.体位选择。根据病情确定体位，常取坐位、俯卧位、仰卧位、侧卧位等，以患者舒适及便于施术者操作为宜，避免用强迫体位。

扫描二维码，
观看配套视频

2.部位选择。根据病证选取相应的治疗部位或穴位。

3.洗手，戴医用外科口罩、医用帽子和一次性无菌手套。

4.清洁。用棉球蘸生理盐水清洁将要施术部位的皮肤（图16-2）。

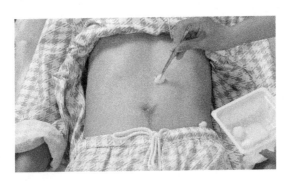

图 16-2　清洁皮肤

5. 施术流程。

（1）调药。将适量药物粉末加姜汁（或米醋、黄酒）调和，干湿适中（图16-3、图16-4）。

（2）捏药饼。加工成圆饼（圆饼大小视治疗部位而定）（图16-5、图16-6）。

（3）贴敷。贴在选定的部位或穴位上（图16-7），用胶布固定。

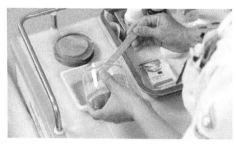

图16-3　加入姜汁

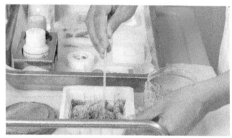

图16-4　搅拌混合

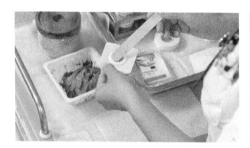

图16-5　制药饼

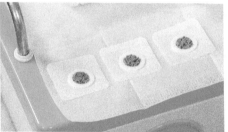

图16-6　制成待用

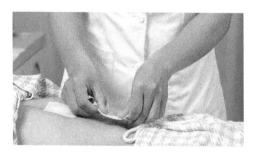

图16-7　贴药

6. 整理患者衣物及操作物品。

7. 交代患者治疗后注意事项。

8.洗手并记录治疗情况。

六、疗程

一般每天1次，症状严重者可每天2次，14天为1个疗程。

七、注意事项

1.患者过度饥饿、过度饱或精神高度紧张时不能操作。暴露治疗部位时，应注意保护患者隐私及为其保暖。

2.敷贴局部可能会有微红、轻度瘙痒、色素沉着等，均为正常反应。

3.嘱患者严格遵循敷贴时间，儿童不宜超过1小时，成人2～4小时，不宜擅自延长时间。

4.必须交代患者注意敷贴部位的感觉，如敷贴后皮肤出现瘙痒难耐、灼热、疼痛感觉时，应立即取下药膏，并禁止抓挠，注意保持清洁，不宜擅自涂抹别的药物，一般轻症可自愈。若皮肤出现红肿、水疱、破溃等严重反应，需及时到医院就诊。

5.患者根据病情，治疗后在饮食上应注意忌口（如忌食生冷、油腻、发物等食物），以清淡饮食为主。

八、意外情况及处理

如有过敏反应，应立即停止贴敷，若症状轻微无须特别治疗，必要时给予抗过敏药物治疗。

【附注】

常用药物敷贴制备

1.材料制作：根据不同病证选用方剂，取干品饮片打粉备用。

如通痹膏药物：大钻、飞龙掌血、干姜、桂枝、制川乌、制附子、羌活、大血藤、宽筋藤、丁香、花椒等。

2.调和药液制备：根据不同病证选用姜汁、米醋、黄酒等。

【附注】

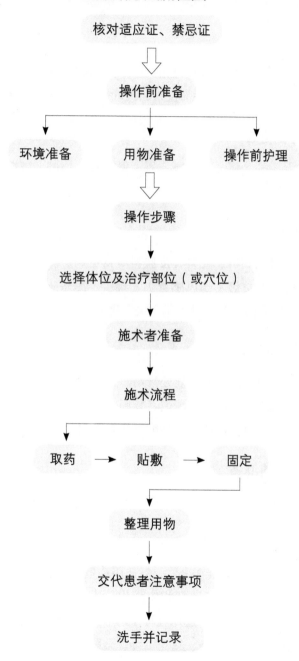

壮医敷贴疗法流程图

核对适应证、禁忌证

操作前准备

环境准备　　用物准备　　操作前护理

操作步骤

选择体位及治疗部位（或穴位）

施术者准备

施术流程

取药　→　贴敷　→　固定

整理用物

交代患者注意事项

洗手并记录

壮医滚蛋疗法

壮医滚蛋疗法是在壮医理论指导下，用新鲜生蛋（冷滚法）或经过加工的熟蛋（热滚法）在身体有关部位来回滚动，以预防和治疗疾病的一种方法。

一、主要功效

祛风、湿、痧、瘴、热、寒、痰、瘀等毒，消肿，散结，止痛，通调三道两路、调节气血平衡。

二、适应证

内科、外科、妇科、儿科、皮肤科等常见病、多发病均可使用本疗法治疗。常见适应证有贫痧（伤风感冒）、奔埃（凉寒咳嗽）、发旺（痹病）、林得叮相（跌打损伤）、朗尹（肌肉关节疼痛）等。

三、禁忌证

1. 开放性创口或感染性病灶处禁用。
2. 皮肤过敏者、局部皮肤溃烂者禁用。
3. 过度饥饿、过度饱或精神高度紧张者禁用。

四、操作前准备

1. 环境要求。治疗室内清洁，安静，光线充足，温度适宜，避免患者吹风受凉。

2. 用物准备。

（1）准备鸡蛋或鸭蛋2个。一般选用鸡蛋，以新鲜为佳。

（2）药物。根据病情选择相应药物。比如，感冒选用生姜20 g、艾叶30 g、葱白10 g等；风湿病选用杜仲15 g、羌活15 g、独活10 g、桑枝15 g等；跌打损伤选用桃仁10 g、红花10 g、金腰带15 g、三百棒20 g等；消化不良选用山楂 15 g、鸡内金 15 g、神曲 15 g 等。

（3）一次性无菌手套、医用纱布、消毒棉球、生理盐水等。

3. 操作前护理。核对患者信息及治疗方案等，说明治疗的意义和注意事项，取得患者的同意，并对患者进行精神安慰与鼓励，消除患者的紧张、恐惧情绪，使患者能积极主动配合操作。

五、操作步骤

1. 体位选择。根据病情确定体位，常取坐位、俯卧位、仰卧位、侧卧位等，以患者舒适及便于施术者操作为宜，避免用强迫体位。

扫描二维码，观看配套视频

2. 部位选择。根据病证选取适当的治疗部位。

3. 洗手，戴医用外科口罩、医用帽子和一次性无菌手套。

4. 清洁。用棉球蘸生理盐水清洁施术部位表面的皮肤。

5. 施术流程。

（1）煮蛋。将准备好的药物加入 750 ～ 1000 ml 水（图 17-1），取蛋加入其中与药物同煮（图 17-2）。

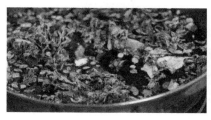

图 17-1　煮药

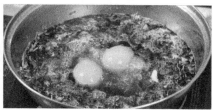

图 17-2　放蛋

（2）剥蛋。蛋煮熟后剥壳（图 17-3），浸于药液中保温备用（图 17-4）。注意冷滚法无须保温。

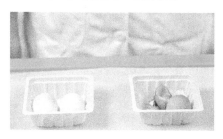

图 17-3　剥蛋

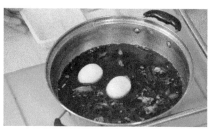

图 17-4　保温鸡蛋

（3）滚蛋。将煮熟的蛋从保温的药液中取出，趁热在患者头部、额部、颈部、胸部、背部、四肢、手掌心、脚底心等处依次反复滚动热熨（图17-5、图17-6、图17-7），至微微汗出而止。蛋凉后，可再放入药液中加热，2个蛋轮流使用。注意冷滚法无须加热。

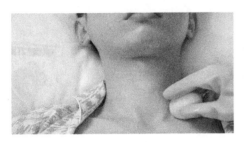 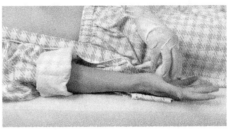

图 17-5　颈部滚动　　　　　　　　　　图 17-6　掌心滚动

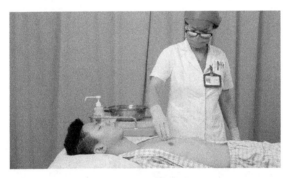

图 17-7　胸部滚动

6. 施术后处理。用医用纱布清洁皮肤（图17-8），将用过的蛋放入黄色医疗垃圾袋。

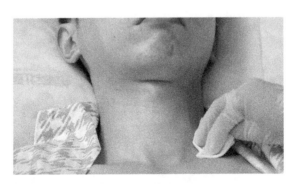

图 17-8　施术后清洁

7. 整理患者衣物及操作物品。

8. 交代患者治疗后注意事项。

9. 洗手并记录治疗情况。

六、疗程

每次 20 ～ 30 分钟，每天 1 ～ 2 次，5 ～ 7 天为 1 个疗程。

七、注意事项

1. 患者过度饥饿、过度饱或精神高度紧张时不能操作。暴露治疗部位时，应注意保护患者隐私及为其保暖。

2. 应用滚蛋疗法时，如结合推拿疗法效果更好。

3. 滚蛋要有侧重点，头痛则在头部滚的时间长些，腹痛则在腹部滚的时间长些，腰痛则在腰部滚的时间长些。

4. 蛋的温度以患者能耐受为度，避免烫伤。

5. 用来做滚蛋的蛋不宜食用，以免将排出的毒素再摄入体内。

八、意外情况及处理

如有烫伤，用生理盐水清洁创面及浸润无菌纱布湿敷创面直至疼痛明显减轻或者消失后，外涂烧伤膏。如起小水疱，皮肤可自行吸收，保持局部干燥及水疱皮肤的完整性即可；如水疱较大，可用无菌针头将水疱戳破，放出疱内渗液，每天用碘伏消毒，外涂烧伤膏，保持局部干燥及清洁，预防感染。

【附注】

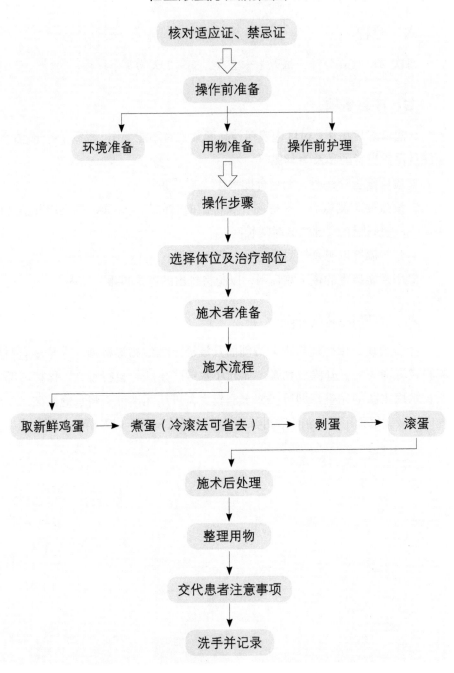

壮医滚蛋疗法流程图

核对适应证、禁忌证

操作前准备

环境准备　　　用物准备　　　操作前护理

操作步骤

选择体位及治疗部位

施术者准备

施术流程

取新鲜鸡蛋 → 煮蛋（冷滚法可省去） → 剥蛋 → 滚蛋

施术后处理

整理用物

交代患者注意事项

洗手并记录

壮医水蛭疗法

壮医水蛭疗法是利用饥饿的活体水蛭对人体体表道路网结（穴位或痛点）进行吸治、吸拔局部瘀滞的气血，同时释放水蛭素入人体，从而疏通三道两路，维持人体天、地、人三气同步，调节气血平衡，以预防和治疗疾病的一种方法。

一、主要功效

祛风、寒、湿、痰、瘀等毒，通调三道两路、调节气血平衡。

二、适应证

内科、外科、妇科、儿科、五官科、皮肤科等常见病、多发病均可使用本疗法治疗。常见适应证有喯呗啷（带状疱疹）、能啥能累（湿疹）、痂怀（银屑病）、泵栾（脱发秃顶）、邦呷（脑梗死后遗症）、哪呷（面瘫）、巧尹（头痛）、年闹诺（失眠）、三叉神经痛、楞瑟（鼻炎）、阿闷（胸痹）、静脉曲张、脉管炎、发旺（痹病）、隆芡（痛风）、令扎（强直性脊柱炎）、能嘎累（臁疮）、旁巴伊（肩周炎）、皮下脂肪瘤、乳腺增生、手术后皮瓣静脉瘀血、呗哝（痈疮肿痛）、腊胴尹（腹痛）、奔浮（水肿）、幽堆（前列腺炎）、约京乱（月经不调）、子宫喯北（子宫肌瘤）、卟很裆（不孕不育）等。

三、禁忌证

1.自发出血性疾病患者、凝血功能障碍者及出血性脑血管疾病（急性期）患者禁用。

2.急性心肌梗死、高血压危象、呼吸衰竭、严重肝病及肝功能衰竭、急慢性肾衰竭及肿瘤晚期等引起恶病质状态者禁用。

3.经期月经量多或处于崩漏状态，孕期及产后（或小产后）1个月内患者禁用。

4.晕针或晕血者，对痛觉高度敏感者，精神病患者，精神高度紧张、狂躁不安、抽搐不能合作者禁用。

5.对水蛭恐惧者、糖尿病合并并发症者、大量饮酒者、皮肤严重过敏者及长期服用抗凝药物者慎用。

6.过度饥饿、过度饱者禁用。

四、操作前准备

1.环境要求。治疗室内清洁，安静，光线充足，温度适宜，避免患者吹风受凉。

2.用物准备。经过净化并检验合格的医用水蛭、无齿镊子、无菌干棉球、医用棉签、医用纱布、无菌小方纱、一次性无菌手套、注射器针头、医用胶布、一次性换药碗、75％酒精、生理盐水、止血粉等。

3.操作前护理。核对患者信息及治疗方案等，说明治疗的意义和注意事项，取得患者的同意，并对患者进行精神安慰与鼓励，消除患者的紧张、恐惧情绪，使患者能积极主动配合操作。

五、操作步骤

1.体位选择。根据病情确定体位，常取坐位、俯卧位、仰卧位、侧卧位等，以患者舒适及便于施术者操作为宜，避免用强迫体位。

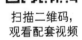

扫描二维码，观看配套视频

2.部位选择。根据病证选取相应的治疗部位，部位的选择侧重在患部、疼痛点或相应穴位，避开浅表大血管。

3.洗手，戴医用外科口罩、医用帽子和一次性无菌手套。

4.消毒。用75％酒精消毒施术部位（图18-1）的皮肤，待干，再用生理盐水去除消毒部位的酒精异味。

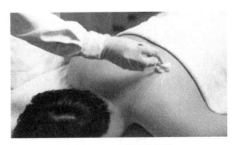

图18-1　消毒施术部位

5. 施术流程。

（1）醒蛭。将生理盐水注入瓶管轻缓摇晃以清洗水蛭（图18-2），把水蛭放在一次性换药碗内待用（图18-3）。

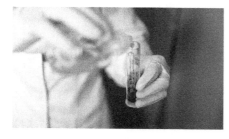
图18-2　清洗水蛭

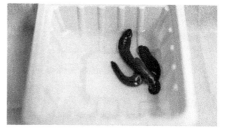
图18-3　水蛭放一次性换药碗内待用

（2）定位。确定水蛭吸治的部位，做好标记。

（3）吸治。施术者用无齿镊子夹取水蛭（图18-4），用无菌小方纱包住水蛭后端，引导水蛭头部吸盘对准治疗部位（图18-5），稍做停留。若治疗部位的皮肤较厚或者长时间水蛭未叮咬，可用注射器针头行局部刺血（图18-6）后再引导水蛭头部吸盘对准治疗部位使其叮吸（图18-7）。待水蛭叮吸固定后摊开纱布隔离水蛭与周围皮肤（图18-8），施术全程监护。

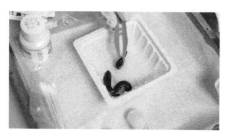
图18-4　夹取水蛭

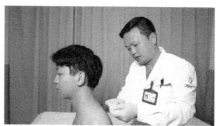
图18-5　对准患部

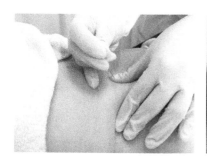
图18-6　局部刺血

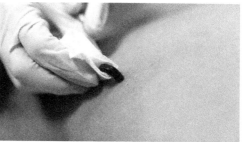
图18-7　叮吸

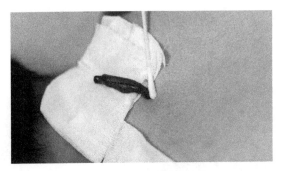

图 18-8　摊开纱布隔离

（4）取蛭。水蛭吸血饱食后会自动脱落，用无齿镊子将其钳至一次性换药碗内。吸治时间一般 0.5～1.0 小时，如超过 1 小时仍不脱落，可使用医用棉签沾 75％酒精涂抹水蛭吸盘（图 18-9），使水蛭自动脱落至换药碗内。

（5）术毕，常规消毒治疗部位。

（6）止血。用无菌干棉球按压吸治口 15 分钟，然后用无菌小方纱加压包扎后固定（图 18-10）；若出血无法止住，可在吸口外敷止血粉后再包扎。

6. 施术后处理。直接用 75％酒精浸泡使水蛭死亡后做医疗垃圾处理（图 18-11）。吸治后的水蛭不可重复使用。

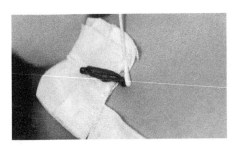

图 18-9　取蛭

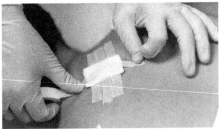

图 18-10　包扎伤口

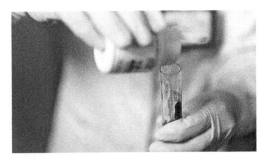

图 18-11　处理水蛭

7. 整理患者衣物及操作物品。

8. 交代患者治疗后注意事项。

9. 洗手并记录治疗情况。

六、疗程

每周 1 ～ 2 次，每次水蛭吸血时间为 0.5 ～ 1.0 小时，连续治疗 2 周为 1
个疗程。

七、注意事项

1. 首次接受治疗者水蛭用量不宜超过 3 条，以后重复治疗时水蛭用量不
超过 6 条。

2. 第 2 个疗程开始，可根据病情的变化，重新选择施术部位。如上一个
疗程吸治口尚未愈合，可在吸治口附近选取新的部位，不宜在同一部位重复
吸治。

3. 治疗前应与患者交代可能会出现色素沉着或留疤风险。对面部治疗
前，建议先在身体其他部位施术，如无疤痕形成再予治疗。

4. 静脉曲张、脉管炎等血管性疾病应注意做相关检查排除血栓形成及堵
塞，并评估其风险和做好提示及告知。

5. 患者过度饥饿、过度饱或精神高度紧张时不能操作。暴露治疗部位时，
应注意保护患者隐私及为其保暖。

6. 治疗过程中宜多饮温开水。

7. 低血压或精神紧张者需监测血压。

8. 头、面部等部位施术时注意防止水蛭爬入口腔、鼻腔和耳朵等。

9. 高血压患者在治疗结束后应观察 30 分钟后方可离开。

10. 吸治口如出现血液渗出纱布，需重新加压包扎；或者在吸治口外敷止
血粉后再包扎。

11. 治疗后 24 小时内吸治口不可沾水。

12. 所有使用过的物品应严格按照消毒隔离规范化处理。

八、意外情况及处理

1. 过敏。应立即停止吸治，若症状轻微者无须特别治疗，必要时给予抗过敏药物治疗。

2. 感染。伤口如出现感染，及时就医。

3. 瘙痒。轻者用艾条灸熏瘙痒处，必要时及时就医。

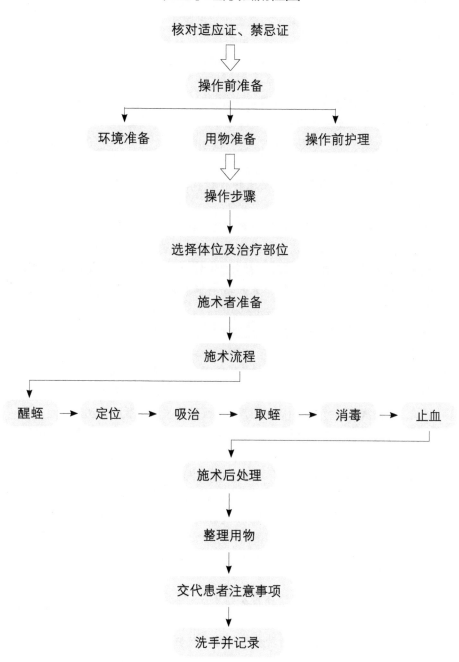

壮医水蛭疗法流程图

核对适应证、禁忌证

操作前准备

环境准备　　用物准备　　操作前护理

操作步骤

选择体位及治疗部位

施术者准备

施术流程

醒蛭 → 定位 → 吸治 → 取蛭 → 消毒 → 止血

施术后处理

整理用物

交代患者注意事项

洗手并记录

参考文献

[1] 黄瑾明，黄汉儒，黄鼎坚.壮医药线点灸疗法 [M].南宁：广西人民出版社，1986.

[2] 黄汉儒.中国壮医学 [M].南宁：广西民族出版社，2000.

[3] 黄贤忠.壮医针挑疗法 [M].2版.南宁：广西科学技术出版社，2000.

[4] 庞声航，王柏灿，莫滚.中国壮医内科学 [M].南宁：广西科学技术出版社，2004.

[5] 吕琳，韦金育，曾振东.壮医药线点灸疗法技术操作规范与应用研究 [M].南宁：广西科学技术出版社，2007.

[6] 曾振东，吕琳.壮医药物竹罐疗法技术操作规范与应用研究 [M].南宁：广西科学技术出版社，2007.

[7] 吕琳，陈永红.壮医刺血疗法技术操作规范与应用研究 [M].南宁：广西科学技术出版社，2007.

[8] 牙廷艺，韦浩明，王小平.壮医针挑疗法 [M].南宁：广西人民出版社，2009.

[9] 牙廷艺.壮医刮痧排毒疗法 [M].南宁：广西人民出版社，2009.

[10] 黄瑾明，宋宁，黄凯.中国壮医针灸学 [M].南宁：广西民族出版社，2010.

[11] 林辰，陈攀，黎玉宣.中国壮医外治学 [M].南宁：广西科学技术出版社，2015.

[12] 滕红丽，韦英才.民族医特色诊疗技术规范 [M].北京：中国医药科技出版社，2015.

[13] 钟鸣.壮医诊法技术规范 [M].南宁：广西科学技术出版社，2016.

[14] 钟鸣.壮医技法技术规范 [M].南宁：广西科学技术出版社，2016.

[15] 钟鸣.壮医病证治疗规范 [M].南宁：广西科学技术出版社，2016.

[16] 吕琳，曾振东.实用壮医诊疗技术操作规范 [M].南宁：广西科学技术出版社，2017.

[17] 林辰，吕琳.壮医外治学 [M].北京：中国中医药出版社，2017.

[18] 庞宇舟，林辰.实用壮医学 [M].北京：北京大学出版社，2017.

[19] 黄艳宁.老壮医罗家安针挑疗法简介 [J].内蒙古中医药，1990（3）：20.

[20] 涂耀荣.浅谈针挑疗法 [J].中国民间疗法，1994（3）：25-26.

[21] 杨文进.壮医放血疗法的作用深讨 [J].中国民族医药杂志，1998，4（3）：33.

[22] 韦英才.壮医经筋手法理论探讨及临床应用 [J].辽宁中医药大学学报，2012（6）：16-17.

[23] 何晓微，张云，黄欣.壮医药物竹罐疗法的临床应用概述 [J].中国民族医药

杂志，2015（12）：11-12.

[24] 樊鹤莹. 彝医"滚蛋"疗法治疗小儿外感发热 1566 例临床研究 [J]. 中国民族医药杂志，2015（8）：18-19.

[25] 蒋桂江，李凤珍，龙朝阳，等. 壮医敷贴疗法文献记载及应用概况 [J]. 中国民族医药杂志，2016（3）：36-37.

[26] 陈攀，白露. 壮医药线点灸手法概述 [J]. 亚太传统医药，2017，13（13）：15-16.

[27] 韦英才，梁子茂. 壮医经筋学说理论浅探 [J]. 新中医，2017（12）：173-176.

[28] 黄瑾明，秦祖杰，宋宁，等. 壮医脐环穴的历史渊源、理论基础与临床研究 [J]. 亚太传统医药，2019，15（10）：43-45.